随身听中医传世经典系列

总主编◎裴颢

明·万全◎撰

养生四要

中国健康传媒集团

中国医药科技出版社

图书在版编目（CIP）数据

养生四要 /（明）万全撰 . — 北京：中国医药科技出版社，2023.8
（随身听中医传世经典系列）
ISBN 978-7-5214-2947-3

Ⅰ . ①养… Ⅱ . ①万… Ⅲ . ①养生（中医）—中国—明代 Ⅳ . ① R212

中国版本图书馆 CIP 数据核字（2022）第 020786 号

策划编辑 白 极		**美术编辑** 陈君杞	
责任编辑 张芳芳 郭雨霞		**版式设计** 也 在	
诵 读 者 赵世荣			

出版　**中国健康传媒集团**｜中国医药科技出版社
地址　北京市海淀区文慧园北路甲 22 号
邮编　100082
电话　发行：010-62227427　邮购：010-62236938
网址　www.cmstp.com
规格　880×1230mm $^1/_{64}$
印张　2 $^1/_8$
字数　76 千字
版次　2023 年 8 月第 1 版
印次　2023 年 8 月第 1 次印刷
印刷　北京紫瑞利印刷有限公司
经销　全国各地新华书店
书号　ISBN 978-7-5214-2947-3
定价　20.00 元

获取新书信息、投稿、
为图书纠错，请扫码
联系我们。

内容提要

《养生四要》由明代万全所撰。作者认为，养生需要摒嗜好、适寒温、顺翕张、调滋渗，故名为"四要"。全书共分为5卷，卷一论"寡欲"，强调"坚忍其性则不坏其根"，卷二论"慎动"，强调"保定其气则不疲其枝"，卷三论"法时"，强调"和于阴阳则不犯其邪"，卷四论"祛疾"，强调"慎于医药则不遇其毒"，卷五为养生总论。书中所述养生之道，明以医理，证以实例，辅以验方，切实可行，很是可贵。本书为摄生保健、延年益寿的专著，对后世养生学的发展有着积极的影响。

出版者的话

中医学是中华文明的瑰宝，是中国优秀传统文化的重要组成部分，传承发展中医药事业是适应时代发展要求的历史使命。《关于促进中医药传承创新发展的意见》指出：要"挖掘和传承中医药宝库中的精华精髓"，当"加强典籍研究利用"。"自古医家出经典"，凡历代卓有成就的医家，均是熟读经典、勤求古训者，他们深入钻研经典医籍，精思敏悟，勤于临证，融会贯通，创立新说，再通过他们各自的著作流传下来，给后人以启迪和借鉴。因此，经典医籍是经过了千百年来的临床实践证明，所承载的知识至今仍然是中医维护健康、防治疾病的准则，也是学习和研究中医学的必由门径。

中医传承当溯本求源，古为今用，继承是基础，应熟谙经典，除学习如《黄帝内经》《伤寒杂病论》等经典著作外，对后世历代名著也要进行泛览，择其善者而从之，如金元四家及明清诸家著作等，可扩大知识面，为临床打好基础。

然而中医典籍浩如烟海，为了帮助读者更好地"读经典做临床"，切实提高中医临床水平，我社特整理出版了《随身听中医传世经典系列》，所选书目涵盖了历代医家推崇、尊为必读的经典著作，同时侧重遴选了切于临床实用的著作。为方便读者随身携带，可随时随地诵读学习，特将本套丛书设计为口袋本，行格舒朗，层次分明，同时配有同步原文诵读音频二维码，可随时扫码听音频。本套丛书可作为中医药院校学生、中医药临床工作者以及广大中医药爱好者的案头必备参考书。

本次整理，力求原文准确，每种古籍均遴选精善底本，加以严谨校勘，若底本与校本有文字存疑之处，择善而从。整理原则如下。

（1）全书采用简体横排，加用标点符号。底本中的繁体字、异体字径改为规范简体字，古字以今字律齐。凡古籍中所见"右药""右件""左药"等字样中，"右"均改为"上"，"左"均改为"下"。

（2）凡底本、校本中有明显的错字、讹字，经校勘无误后予以径改，不再出注。

（3）古籍中出现的中医专用名词术语规范为现代通用名。如"藏府"改为"脏腑"，"旋复花"改为"旋覆花"等。

（4）凡方药中涉及国家禁猎及保护动物（如虎骨、羚羊角等）之处，为保持古籍原貌，未予改动。但在临床应用时，应使用相关代用品。

希望本丛书的出版，能够为读者便于诵读医籍经典、切于临床实用提供强有力的支持，帮助读者学有所得、学有所成，真正起到"读经典，做临床，提疗效"的作用，为中医药的传承贡献力量。由于时间仓促，书中难免存在不足之处，亟盼广大读者提出宝贵意见，以便今后修订完善。

中国医药科技出版社

2022 年 3 月

序

　　书之义，屏嗜好，适寒暄，顺翕张，调滋渗，该少长，等贤愚，得要者昌，反之舛也。予以为少年丈夫子，宜置一通座隅。夫识者情之导，盛者欲之潢，识不确则逸伺，盛不辑则殒随，却顾者却步，考祥者考终，厄漏而补，鲜不决矣。始予总角，修博士业，会见曾大母、大父大母，几杖弗戒，星星充庐。迨孝廉时，先大夫王母，鹤发承莱彩，化日融融，春风涣涣，何其恬耶。则岂非葆真孕素，不凿不摇之所召乎。居有间，再从阿宜称为玄明者一大儿，穿贯经坟，初试即驰誉国中，再试食会馔，三试战棘围，提高等暂辍，次亦不失计然才。然皆弱冠骈骈，以衷损逝，青阳不暇，兰芽蚤折。悲夫！维其时，使蚤通降性之诀，复有长虑，引而救之，以不凿不摇，第无论青紫，无论什一，声音笑貌，至今存可也。子为此惧，行梓是书，遗之家塾。盖书云：要，要养也。予云：要，要少也。始之愉愉，其终也戚，识其戚而豫焉，虽不老聃氏之如，尚可筴铿也如也，老聃天定，筴铿人定。

目　录

卷之一

卷之二

卷之三

卷之五

卷之一

罗田密斋万全　撰
云林澹斋胡略校定
男靖宇胡廷佐编次

全按：养生之法有四，曰寡欲，曰慎动，曰法时，曰却疾。夫寡欲者，谓坚忍其性也；慎动者，谓保定其气也；法时者，谓和于阴阳也；却疾者，谓慎于医药也。坚忍其性则不坏其根矣；保定其气则不疲其枝矣；和于阴阳则不犯其邪矣；慎于医药则不遇其毒矣。养生之要，何以加于此哉。

寡欲第一

夫食色，性也。故饮食、男女，人之大欲存焉。口腹之养，躯命所关；不孝有三，无后为大；此屋庐子之无解于任人之难也。设如方士之说，必绝谷，必休妻，而后可以长生，则枵腹之瘵，救死不赡，使天下之人坠厥宗者，非不近人情者之惑欤。

孔子曰：少之时，血气未定，戒之在色。盖男子八岁，肾气实，发长齿更，二八肾气盛，精气溢焉。精者，血之液，气者，精之导也。少之时，气方盛而易溢。当此血气盛，加以少艾之慕，欲动情胜，交接无度，譬如园中之花，早发必先痿也，况禀受怯弱者乎。古人三十而娶，其虑深矣。

古男子三十而娶，女子二十而嫁。大衍之数五十，天地之中数也，阳数二十五，阴数二十五。男子三十而娶，因其阳常不足，故益之以五；女子二十而嫁，因其阴常有余，故损之以五也。是故长男在上，少女在下，则震兑交而为归妹也。少男在上，长女在下，则艮巽交而为蛊也。归妹之吉，帝乙以之。蛊之凶，晋侯之疾，不可为也。

人能知七损八益，则形与神俱，而尽终其天年，不知此者，早衰之道也。何谓七损八益？盖七者，女子之数也，其血宜泻而不宜满。八者，男子之数也，其精宜满而不宜泻。故治女子者，当耗其气以调其血，不损之则经闭而成病矣。男子者，当补其气以固其精，不益之则精涸而成疾矣。古人立法，一损之，一益之，制之于中，使气血和平也。

八益丸 男子常服，补气固精。

熟地黄酒拌，九蒸九晒，焙干，八两，忌铁器　　黄柏去皮，盐水炒褐色，四两　知母去毛皮，四两　黄连肉去心，二两　芡实肉二两

共为细末，炼蜜杵千余下，如梧子大，每服五十丸，空心食前温酒下，以米膳压之，忌萝卜。

七损丸 女子宜服，抑气调血。

香附米净一斤，童便浸三日，一日一换，取起舂烂焙干　当归酒洗，四两　川芎六两

为细末，酒煮神曲为丸，如梧桐子大，每服五十丸，空心食前茴香汤送下。

今之男子，方其少也，未及二八而御女，以通其精，则精未满而先泻，五脏有不满之处，他日有难形状之疾。至于半衰，其阴已痿，求女强合，则

隐曲未得而精先泄矣。及其老也，其精益耗，复近女以竭之，则肾之精不足，取给于脏腑，脏腑之精不足，取给于骨髓。故脏腑之精竭，则小便淋痛，大便干涩，髓竭则头倾足软，腰脊酸痛。尸居于气，其能久乎。故吕纯阳仙翁有诗云：

二八佳人体如酥，腰间伏剑斩愚夫，

分明不见人头落，暗里教君骨髓枯。

其男子伤精，病小便淋痛，大便干涩者，以肾开窍于二阴。前溺塞者，气病也，后阴病难者，血病也。宜补其气，则津液行而溺自长；补其血，则幽开通而便自润也，宜补肾利窍丸主之。

熟黄制，四两　生黄　当归　川芎　白芍各二两　山药两半　丹皮去心，一两　白茯苓一两五味　桂心各五钱　人参七钱

炼蜜为丸，梧桐子大，每服五十丸，空心食前温酒下。

男子梦交而泄精，女子梦交而成孕；或有淫气相感，妖魅为祟，神志昏惑，魂魄飞扬，日久不愈，如癫如狂，乃召巫觋以逐之，抑末矣。苟非得道，

如许旌阳萨守坚者，必不能驱治之也。惟务成子萤火丸，方可除也。

上三条，皆不能清心寡欲之病。

萤火丸 主辟疾病，瘟疫恶气，百鬼邪祟，五兵盗贼。

萤火 鬼箭削取皮羽 白蒺藜各一两 雄黄 雌黄各二两 矾石枯，二两 羚羊角两半 煅灶灰两半 铁钟柄入铁处烧焦，一两半

为末，以鸡子黄及丹雄鸡头一个，毛无间色者，捣和为丸，如杏仁大，样做作三角，以绛囊盛之，带在左臂，或挂在户上，若从军者系于腰中，勿离其身。

孟子曰：养心莫善于寡欲。寡之者，节之也，非若佛老之徒，弃人伦，灭生理也。构精者，所以续纲常也。寡欲者，所以养性命也。予常集《广嗣纪要》，一修德，二寡欲。然则寡欲者，其延龄广嗣之大要乎。予尝读《易》，泽上有水曰节。满而不溢，中虽悦慕，若险在前，心常恐陷，节之时，义

大矣哉。若或反之，水在泽下，则以渐渗，泄其涸也，可立而待矣。困于坎中，犹有悦心，困而又困，虽有卢扁，不可治也。生，人所欲也，所欲复有甚于生者乎？死，人所恶也，所恶复有甚于死者乎？惟其溺于声色之中，蛊惑狂悖，由是而生有不用也，由是而死有不辟也。诗云：士也罔极，二三其德。此之谓也。

有人于此，尝语人曰：欲不可纵，纵欲成灾，乐不可极，乐极生哀。可谓知养生矣。至于暗居独处之时，目有所接，心火欻起，虽有灾害，亦莫之顾。故曰寡欲，只在谨独。

今之养生者曰：心，神之主也，肾者，精之府也，脾者，谷气之本也。三者交养，可以长生。苟神太烦则困，精太用则竭，谷太伤则减，虽有补益之功，不能胜其旦暮之牿矣。广成子曰：服药千朝，不如独宿一宵。诚哉是言也。

今指利刃语人曰：是可蹈乎？曰：不可。指鸩毒语人曰：是可咽乎？曰：不可。因语人曰：佳丽之色，利于刀也；膏粱之味，毒于鸩也。远而疏之，不可狎也，则群笑而起。一朝病生，迎医治之，贶以百金不爱也。噫！曲突徙薪无恩泽，焦头烂额为上客，其此之谓也。

夫男子十六而精通，至六十四岁而精竭。女子十四而经行，至四十九岁而经断。初生之时，形体虽具，精血犹未生也，必待乳哺之养，水谷之气，日生月长。男子十六而精始溢，女子十四而血乃泻，成之何其难也。男子八八而精竭，女子七七而血尽，败之何其易耶。夫以十年所生之精血，尚不满于百半之用。譬诸草木，气聚于春者，复败于秋也，虽欲留之，只有许多分数。况以难成易败之精血，不知爱惜，反暴弃之，此所以不待八八、七七之期而早毙矣。

交接多，则伤筋，施泄多，则伤精。肝主筋，阴中之阳也，筋伤则阳虚而易痿。肾主精，阴中之阴也，精伤则阴虚而易举。阴阳俱虚，则时举时痿，精液自出，念虑虽萌，隐曲不得矣。当是时也，猛省起来，远色断想，移神于清净法界，歌舞以适其情，谷肉以养其身，上药以补其虚，则屋破犹堪补矣。苟不悔悟，以妄为常，乃求兴阳之药，习铸剑之术，则天柱折，地维绝，虽有女娲氏之神，终不能起冢中之枯骨也。

今人好事者，以御女为长生之术。如九一采战之法，谓之夺气归元，还精补脑。不知浑浊之气，渣滓之精，其机已发，如蹶张之弩，孰能御之耶。己之精，自不能制，岂能采彼之精气耶。或谓我神不动，以采彼之气，不知从入之路何在也，因此而成淋漓者有之。或谓我精欲出，闭而不泄，谓之黄河逆流，谓之牵转白牛。不知停蓄之处，为疽为肿者有之，非以养生，适以害生也。

古人有见色不动，如鸠摩罗什之受宫人。这是铁汉，如何学得。必如司马公之不置姬妾，关云长之屏美女，刘琦之却名妹，然后可养此心不动也。坚白不至，而欲自试于磨涅，其有不磷缁者几希。

项羽喑哑叱咤千人，自废垓下之变，乃与虞姬对泣。汉高祖见太公置俎上，略无戚容，诛戮功臣，何其忍也。病革之时，乃枕戚姬之膝，而垂涕焉。苏武在匈奴，吞毡啮雪，所持节旄尽落，而志不屈，何其强也。乃纳胡妇生子。虽曰项羽之泣虞姬，恨别也；汉高祖之泣戚姬，防患也；苏武之纳胡妇，为养也。然尤物移人，终是不完。

古人教子，舞刀、舞剑、学文，朝习夕游焉，所以涵养德性，禁其非心也。故能气质清明，德业成就，福寿绵长。今之人则不然，所以福德不及古者远矣。

配匹之际，承宗祀也；婚姻以时，成男女也；夫妇有别，远情欲也。故身无痼疾，生子贤而寿。今人不知宗祀为重，交接以时，情欲之感，形于戏谑，燕婉之私，朝暮阳台，故半百早衰，生子多夭且不肖也。故曰：寡欲者，延龄广嗣之第一紧要也。

《内经》曰：天食人以五气，地食人以五味。谷、肉、菜、果，皆天地所生以食人者也。各有五气五味，人食之，先入本脏，而后养其血脉筋骨也。故五谷为养，五畜为助，五菜为充，五果为益，不可过也，过则成病矣。

又曰：阴之所生，本在五味，阴之五宫，伤在五味。阴者，五脏也。酸生肝，苦生心，甘生脾，辛生肺，咸生肾，此五脏之生，本在五味也。多食酸则伤肝，多食苦则伤心，多食甘则伤脾，多食辛则伤肺，多食咸则伤肾，此阴之五宫伤在五味也。故五味虽所以养人，多食则反伤人也。

四方之土产不同，人之所嗜，各随其土之所产也。故东方海滨傍水，其民食鱼而嗜咸。西方金玉之域，其民食鲜美而嗜脂肥。北方高陵之域，其民野处而食乳酪。南方卑湿之域，其民嗜酸而食鲋。中央之地，四方辐辏，其民食杂。故五域之民，喜食不同，若所迁其居，变其食，则生病矣。孔子养生之备，卫生之严，其饮食之节，万世之法程也，何必求之方外哉。

孔子之慎疾，曰：肉虽多，不使胜食气，尚澹泊也；不为酒困，慎礼节也；不多食，示俭约也。平日之养生者，无所不慎如此，故康子馈药则不尝，自信其无疾也。子路请祷则不听，自知其不获罪于天也。苟不能自慎，而获罪于天，虽巫医何益。

人之性有偏嗜者何如？曾晳嗜羊枣之类是也。然嗜有所偏，必生有所偏之疾。观其多食鹬鸪，常食鸩子者，发皆咽喉之病。使非圣医知为半夏之毒，急以生姜解之，则二人未必不以所嗜丧其生也。

饮食自倍，脾胃乃伤。自倍者，过于常度也。肠胃者，水谷之所藏也。饮食多少，当有分数，苟过多则肠胃狭小不能容受，不能容受则或溢而上出，不上出则停于中而不行。水不行则为蓄水，食不化则为宿食，蓄水宿食变生诸病。邵子曰：爽口物多终作疾，快心事过必为殃。岂虚语哉。

因而大饮则气逆，饮者，酒也，味甘辛苦，气大热，苦入心而补肾，辛入肺而补肝，甘入脾和气血而行荣卫。诗云：为此春酒，以介眉寿。酒者，诚养生之不可阙。古人节之于酒器以示警，曰爵者，有差等也；曰盅者，中也。卮之象觥，云有伤之义，犹舟以载物，亦可以覆物也。若因而大饮，是不知节矣。大饮则醉，醉则肺先受伤。肺主气，肺受伤则气上逆而病吐衄也。岂不危乎！岂不伤乎！信哉，颠覆而杀身矣。

酒虽可以陶情，通血脉，然耗气乱神，烂肠胃、腐胁，莫有甚于此者。故禹恶旨酒，周公作酒诰，卫武公诵宾筵，谆谆乎，戒人不可沉湎于酒也。彼昏不知，壹醉日富。

丹溪云：醇酒宜凉饮。醇酒谓不浓不淡，气味之中和者也。凉谓微凉也。昔司马公晚年得一侍妾，问其所能，答曰：能暖酒。即是此意。盖胃喜寒而恶热，脾喜温而恶寒。醇酒凉饮，初得其凉以养胃，次得其温以养脾。人之喜饮热酒者，善病胃脘痛。此热伤胃，瘀血作痛也。喜饮冷酒者，善病腹痛，不嗜食而呕，寒伤脾也。夫寒凝海，惟酒不冰。酒入气中，无窍孔得出。仲景云：酒客中风，不可服桂枝汤，谓有热也。夫中风乃宜桂枝之症，而以桂枝为禁，何也？以酒也。日醇于酒，宁无呕血之病乎。

今人病酒者，与伤寒相似，切不可误作伤寒治之，反助其热，亦不可以苦寒之药攻之。盖酒性之热，乃无形之气也，非汗之何以得散。酒体之水，乃有形之质也，非利之何以得泄乎。故宜以葛花解醒汤主之。所谓上下分消以去其湿也。

葛花　白豆蔻　砂仁各五钱　木香五分　青

皮三钱　陈皮　人参　白茯苓　猪苓各钱半
白术　神曲　泽泻　干生姜各二钱

为细末，每服三钱，白汤调下，但得发汗，
酒病去矣。

　酒客病酒，酒停不散，清则成饮，浊则成痰。
入于肺则为喘，为咳。入于心则为心痛，为怔忡，
为噫。入于肝则胁痛，为小腹满痛，为呕苦汁，为
目昧不明。入于脾为胀，为肿，为吞酸，为健忘。
入于肾为溺涩，赤白浊，为腰痛，为背恶寒。入于
胃为呕吐，为泄痢，为胃脘当心而痛。有诸症疾，
种种难名，不亟去之，养虎为患。以十枣汤主之。
只一剂根株悉拔，勿畏其峻，而不肯服。书曰：若
药不瞑眩，厥疾弗瘳。

芫花炒研末　甘遂末　大戟末强者三分，弱者折半
大枣肥者十个

水一盅半，煮枣至八分，去枣入药末，搅
匀服之，得快下清水，其病去矣，不动再
作一服，动后糜粥自养。

　因而饱食，筋脉横解，肠澼为痔。饱食者，太

过也。食过常分则饱，饱则肠满，满则筋脉皆横，则解散不相连属矣。肠澼者，泄利也。痔者积也。肠澼为痔，即便血也，近则成痢，久则为脾泄，为肠风，为脏毒矣。

脾者，卑职也，乃卒伍使令之职，以司转输传化者也，故脾谓之使。胃者，仓廪之腑，乃水谷之所纳出，故胃谓之市。人以谷气为主者，脾胃是也。脾胃强则谷气全，脾胃弱则谷气绝。全谷则昌，绝谷则亡。人于脾胃可不知所养乎。养脾胃之法，节其饮食而已。

脾胃者，土也。土寄旺于四时，脾胃寄养于四脏。故四时非土，无以成生长收藏之功；四脏非土，无以备精气筋脉之化。然有阳土有阴土者，阴土坤也，万物之所归藏也，阳土艮也，万物之所以成始成终也。阴土阳土非戊己之谓也，阳土备化，阴土司成。受水谷之入而变化者，脾胃之阳也，散水谷之气，以成荣卫者，脾胃之阴也。苟得其养，无物不长，苟失其养，无物不消，此之谓也。

古人制食，早曰旰食，晏曰旰食，夕曰晡食，谓之三食。三食之外不多食也。孙真人曰：早辰一碗粥，饭莫教人足，恐其过饱，伤脾胃也。

《周礼》曰：乐以侑食。故有初饭、亚饭、三饭、四饭之官。脾好乐，管弦之音一通于耳，脾即磨矣。叔和云：磨谷能消食。是以声音皆出于脾。夏月戒晚食者，以夜短难消化也。

五味稍薄，则能养人，令人神爽，稍多，随其脏腑各有所伤。故酸多伤脾，辛多伤肝，咸多伤心，苦多伤肺，甘多伤肾，此乃五行之理。初伤不觉，久则成患也。

古人食必兼味者，相因欲其和也。无放饭无流歠者，节之礼，谨防其过也。凡人食后，微觉胸中不快，此食伤也。即服消导之剂，以助脾之传化，不可隐忍，久则成积矣。加味二陈汤主之。

橘红　白茯苓各七分　半夏制，一钱　炙甘草三分　川芎　苍术　白术各八分　山楂肉钱半　砂仁五分　神曲另研末炒，七分　香附一钱
上除麦蘖炒为末，另包

余药细切，水二盏，姜三片，大枣三枚，

煎一盏去渣，调上神曲、麦芽末服之。

凡有喜嗜之物，不可纵口，常念病从口入，惕然自省。如上古之人，饥则求食，饱则弃余可也。苟不知节，必餍足而后止，则气味之偏，害其中和之气。传化之迟，斯成菀病之积矣，为癖为满为痛。纵一时之欲，贻终身害，善养生者，固如是乎。即当明以告医，攻去之可也。宜分冷积热积，用原物汤攻而去之。

如伤肉食面，食辛辣厚味之物，此热积也，宜三黄枳术丸。即以所伤之物，同韭菜捣烂作团，火烧存性，取起研细，煎汤作引，故曰原物汤，又曰溯源汤，送三黄枳术丸。

黄芩酒洗　黄连酒洗　大黄湿纸包煨焙干，各一两

神曲　橘皮　白术各七钱半　枳实麸炒，五钱

上为细末，汤浸蒸饼为丸，如绿豆大，每服五十丸，食前服。

如伤瓜桃、生冷、冰水之类，此冷积也，宜木香清积丸。即以所食生冷物，用韭菜同捣作丸，如前法煎下。

卷之二

慎动第二

《易》曰：吉凶悔吝生乎动。动以礼则吉，动不以礼则凶。君子修之吉，小人悖之凶。悔者吉之萌，吝者凶之兆。君子修之吉也，小人悖之凶也。

周子曰：君子慎动。养生者，正要在此，体认未动前是甚么气象，到动时气象比未动时何如。若只一样子，便是天理，若比前气象少有差讹，便是人欲，须从此处慎将去却，把那好生恶死的念头，莫要一时放空才好。

慎动者，吾儒谓之至敬。老氏谓之抱一，佛氏谓之观自在，总是慎独工夫。独者，人所不知，而己所独知之处也。方其静也，即喜怒哀乐未发时，所谓中也。与天地合其德，与日月合其明，与四时合其序，与鬼神合其吉凶。君子于此，戒慎乎其所不睹，恐惧乎其所不闻，不使离于须臾之顷，而违天地日月四时鬼神也。及其动也，正是莫见莫显之时，如喜怒哀乐，发开中节，这便是和。和者，与中无所乖戾之谓也。略有不和，便是不中，其违于天地日月四时鬼神远矣。到此地位，工夫尤难，君子所以尤加戒谨于独也。故曰君子而时中。

广成子曰：必清必静，无劳汝形，无摇汝精，乃可长生。庄子曰：夫失性有五，一曰五色乱目，使目不明；二曰五声乱耳，使耳不聪；三曰五臭薰鼻，困惚中颡；四曰五味浊口，使口厉爽；五曰趣心滑心，使心飞扬。此五者皆性之害也。

人之性常静，动处是情，人之性未有不善，乃若其情，则有不善矣。心统性情，吾儒存心养性，老氏修心炼性，佛氏明心见性，正养此心，使之常清常静，常为性情之主。

《悟真篇》云：西山白虎正猖狂，东海青龙不可当，两手捉来令死斗，化成一块紫金霜。谓以此心降伏性情也。

人身之中，只有此心，便是一身之主，所谓视听言动者，此心也。故心常清静则神安，神安则七神皆安。以此养生则寿，殁世不殆。心劳则神不安，神不安则精神皆危，便闭塞而不通，形乃大伤。以此养生则殃。

心之神发乎目，则谓之视；肾之精发于耳，则谓之听；脾之魂发于鼻，则谓之臭；胆之魄发于口，则谓之言。是以俭视养神，俭听养虚，俭言养气，俭欲养精。

五色令人目盲者，目淫于色则散于色也；五声令人耳聋者，耳淫于声则散于声也；五味令人口爽者，口淫于味则散于味也；五臭令人鼻塞者，鼻淫于臭则散于臭也。是故古人目不视恶色，耳不听淫声者，恐其神之散也。

暴喜伤心，暴怒伤肝，暴恐伤肾，过哀伤肺，过思伤脾，谓之五伤。

久视伤血，久卧伤气，久坐伤肉，久立伤骨，久行伤筋，谓之五劳所伤。

视过损明，语过损气，思过损神，欲过损精，谓之四损。

人有耳目口鼻之欲，行住坐卧之劳，虽有所伤，犹可治也。惟五志之发，其烈如火，七情之发，无能解于其怀。此神思之病，非自己乐天知命者，成败利钝，置之度外，不可治也。

喜伤心，恐胜喜；恐伤肾，思胜恐；思伤脾，怒胜思；怒伤肝，悲胜怒；悲伤肺，喜胜悲。所谓一脏不平，所胜平之，故五脏更相平也。

百病主于气也。恐则气上而呕血，喜则气缓而狂笑，悲则气消而息微，思则气结而神困，怒则气下而溲便遗。凡此类者，初得病也，积久不解，或乘其所胜，或所不胜者乘之，或所胜者反来侮之，所生者皆病也。故曰：他日有难名之疫也。

凡此五志之病，《内经》有治法，但以五行相胜之理治之。故悲可治怒，以怆恻苦楚之言感之。喜可以治悲，以谑浪亵狎之言娱之。恐可以治喜，以迫蹙死亡之言怖之。怒可以治思，以污辱欺罔之言触之。思可以治恐，以虑彼思此之言夺之。凡此五者，必诡诈谲怪无所不至，然后可动人之耳目，易人之视听。若胸中无材，负性使气，不能体此五法也。

人之怒者，必因其拂逆而心相背，受其污辱而气相犯，及发则气急而上逆矣。其病也，为呕血，为飧泄，为煎厥，为薄厥，为湿厥，为胸满胁痛，食则气逆而不下，为喘渴烦心，为消瘅，为耳暴闭，筋纵；发于外，为痈疽。宜四物平肝汤主之。

川芎　当归各五分　白芍一钱　生黄三分　甘草一钱　人参五分　栀子仁炒，七分　香附米童便煮，焙焦黑，杵碎，七分　青皮五分　陈皮五分栝楼根五分　阿胶炒，三分

水一盏，煎八分，食远服。

人之喜者，偶有非常之遇，乍得非常之福乃发也。喜则志扬气盈，意不在人而缓漫矣。其病也，为笑不休，为毛革焦，为阳气不收，甚则为狂。宜用黄连安神丸主之。

黄连一两　炙甘草五分　栀子仁炒，五分共杵和丸，如弹子大，每服一丸，麦冬汤下。

人之思者，谋望之事未成，探索之理未得，乃

思也。思则心存不放，念久难释，而气结不行矣。其病也，为不嗜食，口中无味，为嗜卧，为躁扰不得眠，为心下痞，为昏瞀，为白淫，女子不月，为长太息，为健忘。宜加减二陈汤主之。

陈皮去白，一钱　白茯苓一钱　半夏制，五分

甘草三分　香附制，一钱　贝母五分　苍术米泔浸，七分　川芎　青皮各五分

水一盏，生姜三片，煎八分，食远服。

人之悲者，或执亲之丧，而惨切于中，或势位之败，而慨叹于昔，乃悲也。悲则哽咽之声不息，涕泣之出不止，而气消矣。其病也，为目昏，为筋挛，为肉痹，为胸中痛；男子为阴缩，为溺血；女子为血崩。宜加味四君子汤主之。

人参五分　白术五分　白茯苓五分　炙甘草五分

黄芪炙，三分　麦冬七分　桔梗三分

水一盏，大枣三枚，煎七分，食后服。

人之恐者，死生之际，躯命所关，得丧之时，荣辱所系，乃恐也。恐则神色俱变，便溺遗失而气下矣。其病也，为心跳，为暴下绿水，为面热肤急，

为阴痿，为目失明，为舌短，为声喑，为骨酸，破䐃脱肉。宜定志丸主之。

> 熟黄一两　人参五钱　远志肉　白茯苓各七钱
> 酸枣仁　柏子仁去壳　桂心各三钱
> 共为末，炼蜜丸，如梧桐子大，每服三十丸，空心食前温酒下。

人之好动者，多起于意，遂于必，留于固，成于我。意之初，犹可慎也，至于必则无所忌惮矣。故曰：人悖之凶者，小人而无忌惮也。

古砚铭云：笔之寿以日计，墨之寿以月计，砚之寿以世计。岂非静者寿而动者夭乎。《内经》曰：阴精所奉，其人寿；阳精所降，其人夭。抑亦动静之谓欤。

湍水无纵鳞，风林无宁翼，动也。动而不止，非聚福之道也。

地下有山，谦，夫地静也。山在地下，安于所止，而亦同归于静，故曰谦。谦者，盈之反也。山在地下，则为剥，过于盈也。故曰：天道恶盈而好谦，地道亏盈而流谦，鬼神祸盈而福谦。

震，动也。艮，止也。震艮者，动静之反也。震，有虩虩之象，慎也；笑言哑哑，不丧匕鬯，慎之效也。艮，其背，不获，其身，行其庭，不见其人。动亦静也，所以能无咎也。

慎动者，匪真爱身，所以爱亲。身体发肤，父母全而生之，子全而归之，孝也。曾子曰：战战兢兢，如临深渊，如履薄冰。慎之至也，见其平日保身之难也。而今而后，吾知免夫，至于殁而后，幸其保之全焉。

慎动主静之用，主静慎动之体。动静不失其常，艮之义也。瞽者，天下之至明也；聋者，天下之至聪也。其心专一，故善视者莫如瞽，善听者莫如聋也。观此则知养生之道矣。

人之学养生，曰打坐，曰调息，正是主静工夫。但到打坐调息时，便思要不使其心妄动，妄动则打坐调息都只是搬弄，如何成得事。孟子曰：夭寿不贰，修身以俟之。这便是长生秘诀。

打坐，正是养生一件事。养生者，养其性情也。打坐者，收敛此心，不使放去也，岂是呆坐。昔达摩面壁九年，目无所视，耳无所闻，口无所语，此心常在腔子，无思无为，不尘不垢，所以得成证果。承光立雪不动，乃见善学达摩处。

古仙教人打坐说：垂其帘，塞其兑。人学打坐时，只说垂帘者，微瞑其目，不可紧闭也；塞其兑者，闭口勿吐气，但令鼻呼吸而已。曾不知垂其帘者，教人勿视也，塞其兑者，教人勿语也。从打坐时做起，做得熟时，虽不打坐，此目常不妄视，此口常不妄语，自然习与性成，此心自不妄动也。今之学长生者，到打坐时，瞑目闭口，放下打坐，依旧妄视妄语，如何收得此心住。更有一等方士，静静打坐做科范，心下却东西南北走去了，只当弃下个死尸，兀坐在这里。人一身之间，目之于色，耳之于声，口之于味，心之于思，纷纷扰扰，那得一时休息。到得夜来，恩爱之缠，邪辟之私，又无一念自在。古仙照见世人，苦被魔障，所以设法度人，教人打坐，可以长生。此心若是常清常静，虽日夜不眠，也当打坐，若是不能清静，亦似不能打坐。

吾常学打坐，内观其心，是甚么样子，只见火

焰起来，收煞不住。乃学古人投豆之法，以黑白二
豆分善恶。不问子后午前，但无事便静坐一时，只
是心下不得清静凉快。却又将一件事，或解悟经义，
或思索诗文，把这心来拘束，才得少定。毕竟系着
于物，不能脱洒。到今十年，稍觉得心下凉快一二
分，虽不拘束他，自是收煞得住。

有一方士尝教人以打坐法，坐定以目观脐，似
一团规，霎时规中现出景象，如春光明媚，以鼻徐
徐吸之，舌腭咽之，下于重楼，直下丹田，如一轮
红日出北海，历尾闾，循脊直上泥丸，自然神清气
爽。此法子亦是守中，做得熟时，也有受用。但道
无存，相存相是，妄无作为，作为是惟据其存想景
象出入升降，如梦如幻，不特动其心，反把心来没
死了。

学长生者，皆自调息为入道之门。命门者，息
之根本也；脉者，息之橐籥也；口鼻者，息之门户
也；心者，息之主也。有呼吸之息，有流动之息，
有止息之息，而皆统于肾焉。动则息出乎脉，静则
息入于肾，一动一静，心实主之。智者动静皆调，

昧者只调其静，至于动，息则乱矣。故曰：今夫蹶者趋者，是气也，而反动其心。

易曰：天行健，君子以自强不息。夫健者，阳之德也。乾为天，纯阳之精，至大至刚，故一日一夜，行三百六十五度，二百三十五分，疆其可见者，日月之差分。四时之行，万物之生长收藏，如环无端，未尝一息之停。君子体之自强，以致其刚大之气，终日乾乾夕阳，若与天同运。一夕尚存，此志不宜少懈。诗曰：维天之命，于穆不已。盖曰天之所以为天也，于乎不显文王之德之纯，纯亦不已。纯亦不已者，缉熙敬止。

易曰：何思何虑。书曰：思作睿。君子非不思也，思无邪，思无斁，故能至于睿，此缉熙敬止之功也。不识不知，顺帝之则，文王之德之纯也。佛家善知识者，预知舍宇。只缘此心不妄动，养得心之本体，虚灵不昧，自然明睿，所照无所障碍。

今人静坐，正一件吃紧处，只怕外若静而中未免搅扰者。六祖卢能既参五祖受衣钵，却又去从猎者逐兽，正是吃紧为人处，外若搅扰，其中却静。

尝闻南岳，昔有住山僧，每夜必秉烛造檀林，众僧打坐者数百人，必拈竹篦痛榁之，或袖中出饼果置其前，盖有以窥其中之静不静，而为之惩劝也。人能尝自惩劝，则能自静。故曰：心为严师。

《素问》遗经曰：至真之要，在乎天玄。天玄者，先天太玄之真息，浑沦渊然，何思何为。形既生矣，神发智矣，天玄之息泄矣。人能忘嗜欲，定喜怒，一念不动，如在母腹之时，凝神以养其气，闭气以固其精，使精气自结，名曰圣胎。天玄之息，自归其间。故曰：还元至真之要也。

人一呼一吸为一息，一日一夜凡百刻，计一万三千五百息。人身之脉，共八百一十丈，一呼脉行三寸，一吸脉行三寸，一息共行六寸，一日一夜五十周于身。自子初刻，至巳终刻，行阳二十五度；自午初刻，至亥终刻，行阴二十五度。此自然流动之息，与天地同运者也。故养生者，顺之则昌，逆之则亡。每刻至一百三十五息。

息者气也，人物之生，莫不有窍为之出入也。惟口鼻之气，有出有入，人皆知之，若目之气泄于视，耳之气泄于听，前后二阴之气泄于便溺，玄府之气泄于沛空，人则不知也。故俭其视听，节其饮食，避其风寒，此调气之要也，岂特调其呼吸而已哉。

善养生者，必知养气。能养气者，可以长生。故调气者，顺其气也；服其气者，纳其气也；伏其气者，闭其气也，皆曰养气。

今人服气者则不然，乃取童男童女，呵其气而咽之，此甚可笑。殊不知天地之气，从鼻而入，水谷之气，从口而入。利则养人，乖则害人。此等服气之法，乃是一团浊气，其养人乎，其害人乎？可以自喻矣。

养生之诀云：调息要调真息。真息者，胎息也。儿在胎中，无吸无呼，气自转运。养生者，呼吸绵绵，如儿在胎之时，故曰胎息。

人之空窍，元气之门户也。塞其窍则病，闭其窍则死。凡胎生卵生者，初在胎谷中，空窍闭塞，何以不死？曰：缘这团真气，伏藏于中，长养形髓，空窍未开不泄，及其生也，啼声一发，则真气泄而百窍开矣。

人之真气，伏藏于命门之中，即火也。听命于心，以行君火之令。故主安则呼吸与天同运，不失其常。主危则相火衰息，逆贲而死至矣。故曰：

南山猛虎一声雷，撼动乾坤橐籥开，

惊起老龙眠不得，轰腾直上九霄来。

方士教人行打坐调息功夫，子前进阳火，午后退阴符，卯酉为沐浴，则不行。此不知天地之化，阴阳之理，惑于傍门之教，以伪乱其真也。《入药镜》云：一日内十二时，意所到皆可为，何曾分子午卯酉也。《悟真篇》云：莫向天边寻子午，身中自有一阳生。则一念动处，便是活子时，何必夜半后为子时耶。动处便是阳火，意动过后便是阴符。阴阳者，动静之谓，时行则行，进阳火也，时止则止，退阴符也。然所谓进退者，即一时事，祖师不肯说破与人，要人自悟。我今妄猜云：阴阳者，善恶之谓也。一念之善，此阳火发也，即其所发而推广之，谓之阳火。一念之恶，此阴符动也，即其方动而屏去之，谓之退阴符。阳火常进，则所存皆善，日进于高明，便是迁仙道。阴符不退，则所存皆恶，日隐于污下，便是入鬼道。卯酉为沐浴，卯者，阳之中也，酉者，阴之中也，教人用工无太过，无不及，至于中而止。日中则昃，月盈则亏，古人养生，亦以日月沐浴之谓也。

目者，神之舍也，目宜常瞑，瞑则不昏。发者，血之余也，发宜常栉，栉则不结。齿者，骨之标也，齿宜数叩，叩则不龋。津者，心之液也，津宜常咽，咽则不燥。背者，五脏之附也，背欲常暖，暖则肺脏不伤。胃者，谷之仓廪也，腹欲常摩，摩则谷不盈。头者，清阳之会，行住坐卧，风雨不可犯也，犯则清邪中上窍，而头顶之疾作矣。足者，浊阴之聚，行住坐卧，水湿不可犯也，犯则浊邪中下窍而腰足之疾作矣。养生者，宜致思焉。

卷之三

法时第三

按 《内经》曰：圣人春夏养阳，秋冬养阴，以从其根。故与万物沉浮于生长之门。王太仆注云：春食凉，夏食寒，以养于阳；秋食温，冬食热，以养于阴。

春三月，此谓发陈，天地俱生，万物以荣，夜卧早起，广步于庭，披发缓形，以使志生，生而勿杀，予而勿夺，赏而勿罚。此春气之应，养生之道也。

夏三月，此谓蕃秀，天地气交，万物华实，夜卧早起，无厌于日，使志无怒，使华英成秀，使气得泄，若所爱在外。此夏气之应，养长之道也。

秋三月，此谓容平，天气以急，地气以明，早卧早起，与鸡俱兴，使志安宁，以缓秋刑，收敛神气，使秋气平，无外其志，使肺气清。此秋气之应，养收之道也。

冬三月，此谓闭藏，水冰地坼，无扰乎阳，早卧晚起，必待日光，使志闲逸，潜伏隐括，去寒就温，无泄皮肤，使气亟夺。此冬气之应，养藏之道也。

凡天地之气，顺则和，竞则逆，故能致灾咎也。所以古先哲王，立四时调神之法。春则夜卧早起，广步于庭，披发缓形，以顺其发陈之气，逆则伤肝矣。夏则夜卧早起，无厌于日，使气得泄，以顺其蕃秀之气，逆则伤心矣。秋则早起，与鸡俱兴，收敛神气，以顺其容平之气，逆则伤肺矣。冬则早卧晏起，必待日光，无泄皮肤，以顺其闭藏之气，逆则伤肾矣。

阴阳和则气平，偏胜则乖，乖便不和，故春夏养阳也，济之以阴，使阳气不至于偏胜也；秋冬养阴也，济之以阳，使阴气不至于偏胜也。尝观孔子，当暑袗绤绤，必表而出之，冬则狐貉之厚以居。公都子曰：冬日则饮汤，夏日则饮水。其法天时可见矣。

月令，春食麦与羊，夏食菽与鸡，秋食麻与犬，冬食黍与彘者，以四时之食，各有所宜也。又，春木旺，以膳膏香助胃；夏火旺，以膳膏臊助肺；秋金旺，以膳膏腥助肝；冬水旺，以膳膏膻助心，此所谓因其不胜而助之也。

自上古圣神，继天立极，裁成辅相，以赞天地之化育，以左右民者。其见于经，在《易》之复，先王以至日闭关，商旅不行，安静以养其阳，使之深潜固密而无所泄也。在《诗》之七月，二之日凿冰冲冲，三之日纳于凌阴，四之日其早献羔祭韭，谓藏水发冰以节阳气之盛，使厉气不降，民不夭折也。在《礼》月令冬至则君子斋戒，处必掩其身，身欲宁，去声色，禁嗜欲，安形性，事欲静，以待阴阳之所定。在夏至，君子斋戒，处必掩身，毋操扰，止声色，毋或进薄滋味，毋致和，节其嗜欲，定心气，圣人之忧民如此。故逆天违时者不祥，纵欲败度者有殃。

《礼》仲之月，春雷先发声。先雷三日，奋木铎以令兆民曰：雷先发声，有不戒其容止者，生子不肖，必有凶灾。故孔子迅雷风烈必变，敬天之威也。凡夫妇同寝，如遇迅雷光电，骤风暴雨，日月薄蚀，即当整衣危坐待旦，不可心志蛊惑，败度败礼，不特生子不肖，亦令夭寿。

《礼》春夏教以礼乐，秋冬教以诗书，亦春夏养阳，秋冬养阴之法也。盖春生夏长，乃阳气发泄之时，教以礼乐者，歌咏以养其性情，舞蹈以养其血脉，亦养阳之道也。秋冬收藏，乃阴气收敛之时，教以诗书者，优游以求之，涵咏以体之，亦养阴之道也。

《内经》云：冬不按跷，春不鼽衄。夫按摩跷引，乃方士养生之术。冬月固密之时，尚不可行以扰乎阳，使之涵泄，则有春鼽衄之疾。况以酒为浆，以妄为常，水冰地坼，醉以入房，暴泄其阳者乎。斯人也，春不病温，夏不病飧泄，秋不病疟痎者，未之有也。

今人春月喜服过药利数行，谓之春宣。盖宣者，布散之义。春月上升之气，或因寒气所折，郁而不发，则宜用升阳之剂，或吐剂，以助其发生之令，故谓之宣。若无寒折之变，则宣剂亦不必服也。岂可下之，以犯养生之禁，以逆上升之气也耶。此春行秋令，肝必受伤，至秋乃发病也。

人到春时，多生疮疥者，此由冬月不能固密皮肤，使汗易泄，寒气浸之，荣血凝滞，至春发陈，变生疮疥。宜加减升麻和气饮主之。

升麻　葛根　赤芍　甘草　当归　川芎
防风　白茯苓炒　荆芥　生黄　何首乌等分
水盏半，煎八分，温服。干燥加酒、红花、栝楼根。脓水不干，加黄芪、白芷。

有人但到春来便生疮者，此名风疮。盖肝者，风木也。肝藏血，欲为脓血，此有宿毒，故年年发，非新病也。宜服消毒丸，外用灸法，则永不发矣。

乌梢蛇干者一条，用酒浸去皮骨，焙取末，一两，酒留作糊为丸　胡麻炒，一两　苦参酒浸，三两　白蒺藜炒　牛蒡子炒，各两半

共为细末，用浸蛇酒煮，面糊为丸，如梧桐子大，每服五十丸，酒送下，此方治梅

疮、癣及癞疮极效。

灸风池二穴，曲池二穴，各灸三壮。

春温夏热，秋凉冬寒，此四时之气也。春虽温多风，棉衣不可太薄。秋虽凉而寒将至，衣褐宜早渐加也。

曾晳云：暮春者，春服既成。《幽风》云：九月授衣。其顺天时，修人事，故宜如此。

八风者，天之号令也。常以八节，太乙移宫之日，必有暴风雨应之。太乙常以冬至之日，居叶艺之宫，在坎正北，名大刚风。立春日移居天留，在艮东北，名凶风。春分移居仓门，在震正东，名婴儿风。立夏移居阴乐，在巽东南，名弱风。夏至移居天宫，在离正南，名大弱风。立秋移居玄委，在坤西南，名谋风。秋分移居仓果，在兑正西，名刚风。立冬移居新落，在乾西北，名折风。其风雨之应，或先或后，自其所居之方来，为正风，主生长万物。自其所冲之方来，为虚邪，乃能伤人成病也。昼发民多病，夜发民少病。何以然？盖夜民皆卧，故圣人避此虚风之邪，如避矢石，所以邪弗能害也。

四时之气，如春风、夏暑、秋温、冬寒，皆能伤人成病，不但八风也。君子慎之，起居有节，食色不伤，虽有贼风苛毒，不能伤也。

邪之所凑，其气必虚，如木腐而蠹生，堤穴而水入。以身之虚，逢天地之虚，又直上弦前、下弦后，月廓之空，重感于邪，谓之三虚。如是病者，微则笃，盛则死矣。

如春应温而反寒，夏应热而反凉，秋应凉而反热，冬应寒而反温，此天地杀气，非正令也。尤宜慎之，以免瘟疫之病。

凡大寒、大热、大风、大雾，皆宜避之，不可恃其强健而不畏也。《诗》曰：畏天之威，于时保之。此之谓也。

人皆曰：夏月宜食寒，冬月宜食热。殊不知太热则伤胃，太寒则伤脾。夏月伏阴在内，如瓜、桃、冰之类，不可多食，恐秋生疟痢之疾。冬月伏阳在内，如辛燥炙煿之物，不可多食，恐春目痛，秋生热厥。所以古人四时节其饮食，适其寒温，热无灼灼，寒无沧沧也。

修养家尝曰：火候。火者，纯阳之阴气也；候者，阴气升降之候。曰火候者，谓阴气之升降不可得见，观于七十二候，斯可见矣。盖欲于此求之，以一年为一月，朔后阳渐长，至望而极，望后阳渐消，至晦而极。又以一月为一日，子后一阳生，至巳而极，午后一阳消，至亥而极。又以一日为一时，初初刻，阳之长也，至初四刻而极。正初刻，阳之消也，至正四刻而极。又以一时为一息，呼出阳之长也，吸入阳之消也。故天地之大，自其不变者观之，只一息耳，自其变者而观之，则流散无穷矣。

春月无暴寒冰雪，人有病热者，勿误作伤寒治之。此因冬伤于寒，至春发为温病也。仲景云：太阳病，发热而渴，不恶寒者为温病。可见温病则不恶寒而渴，伤寒则不渴而恶寒也，以此辨之。春温病，宜用易老九味羌活汤。

羌活　防风　苍术各钱半　川芎　白芷　生黄
黄芩　甘草各一钱　细辛三分
渴加知母，水煎服。此药不犯禁忌，乃解利之神方也。

夏月有病，似外感而飧泄者，水谷不化，相杂而下，或腹痛，脓血稠黏，此由春伤于风，至夏病泄也。其水谷不化者，宜用良方神术散。

苍术二钱　川芎　藁本各七分半　羌活五分

炙草　细辛各三分

姜三片，用水盏半，煎八分，要汗加葱白。

如脓血稠黏者，用胃风汤。

人参　白茯苓　川芎　当归　白芍　白术各等分　粟米一撮

水煎。

人于夏后，有病霍乱吐泄，此由内伤生冷得之，与上证不同，宜用六和汤主之。

人参　半夏　杏仁微炒，去皮尖　炙草　砂仁各五钱　白茯苓　藿香　木瓜　白扁豆炒，各二钱　厚朴姜汁炒，钱半　香薷二钱

姜三片，水二盏，煎服。

人于夏月日，在烈日之中，奔走劳役得病，此动而得之，谓之中热。宜猪苓汤合益元散服之。

香薷　白术　炙甘草各一钱　扁豆炒，一钱

猪苓　泽泻　白茯苓　厚朴姜汁炒，各五分

水煎，去渣，入益元散二钱，调服。

益元散

赤滑石水飞过，六两半　粉草一两

共再筛箩匀，听用。

人于夏日，纳凉于高堂广厦之中得病者，此病静而得之，谓之中暑。宜用清暑益气汤主之。

升麻　黄芪　苍术各一钱　神曲炒　人参
白术　陈皮各五分　黄柏炒　炙草　麦冬去心
归身各六分　葛根三分　五味九粒　泽泻五分
青皮二分

水煎服。仲景太阳中暍症，禁汗、下、温针，无有治方，宜用此方。

孙真人制生脉散，令人夏月服之。东垣云：夏月用生脉散，加黄芪、甘草，令人有力。

人参　五味　麦门冬等分

加黄芪、炙草，水煎，夏月时时代汤服之。

有人春末夏初头痛，脚软，饮食少，体热者，名曰注夏。属阴虚元气不足病，宜用补中益气汤，去柴胡、升麻，加炒黄柏、白芍。更早服大补阴丸，晏服参苓白术丸，大效。方见下。

今人好事者，夏月用绿豆粉，以新薄荷叶蒸制，名玉露霜，时时食之，以解暑毒。不知薄荷乃新香发散之药，多食令人虚汗不止。

秋月人多病疟者，此因夏伤于暑得之。暑伤元气，致秋为痎疟也。痎者，久也，不可轻截，宜补中益气汤主之。

　　黄芪　人参　炙草各一钱　白术　归身　柴胡
升麻　陈皮各五分　加干姜　青皮各五分

　　水煎服。热多加知母，寒多加桂枝，无汗去白术加苍术。

秋月多痢疾者，此因夏月内伤生冷，至秋阳气不降，乃结涩之物与湿热之气同坠下也。腹痛窘迫者，用加味小承气汤主之。

　　枳实钱半　厚朴姜汁炒，钱半　大黄酒煨，三钱
木香五分　槟榔米二钱半

　　水煎服。腹痛当止，止则积去矣，窘迫减

则热除矣。宜用加味白芍药汤和之，以平
为期。

白芍一钱　人参　当归　黄连酒炒　黄芩酒炒
陈皮各五分　木香　槟榔　炙草各三钱

水煎，食后服。

冬月有病咳嗽者，此因秋伤于湿得之，宜参
苏饮。

苏叶五分　葛根　陈皮去白　前胡各七分半
人参　半夏制　白茯苓各四分　枳壳　桔梗
各三分　甘草二分　乌梅洗去核，一个　生姜三片
枣三枚

水煎，食后服。

大法：春宜吐，夏宜发汗，秋冬宜下。此教人
治病者，不可犯时禁也。设遇可吐、可汗、可下之
证，虽犯时禁，亦为之。所谓发表不远热，攻里不
远寒也。若无病之人，春与吐，夏与发汗，秋冬与
下，此诛伐无过，所谓大惑也。

春宜吐者，顺其上升之气也。人之胸中，觉有
痰积，不得不吐者，宜用二陈汤加升麻、防风、桔

梗，水煎成汤，向无风处，先以软布束勒脐腹，然后服药，少顷，以鹅翎探吐之。可以去病，且不坏人元气。

按 子产论晋侯之疾，曰：君子有四时之调摄，朝以听政，昼以访问，夕则静坐，夜则安身，于是乎节宣其气，勿使有壅闭湫底，以露其体。兹心不爽而昏乱百度。今无乃壹之，则生疾矣。

卷之四

却疾第四

吾闻上工治未病，中工治将病，下工治已病。治未病者十痊八九，治将病者十痊二三，治已病者十不救一。

善治者治皮毛，不善治者治骨髓。盖病在皮毛，其邪浅，正气未伤，可攻可刺。病至骨髓，则邪入益深，正气将惫，针药无所施其巧矣。噫，勾萌不折，至用斧柯，涓涓不绝，流为江河，是谁之咎欤？

邵子曰：与其病后才服药，孰药病前能自防，即圣人所谓不治已病治未病之谓也。夫病已成而后药之，乱已成而后治之，譬犹渴而穿井，乱而铸兵，不亦晚乎？

今人有病，不即求医，隐忍冀瘥，至于病深，犹且自讳，不以告人，诚所谓安其危，利其菑也。一旦病亟，然后求医，使医者亦难以施其治。《诗》云：既输尔载，将伯助予，斯之谓乎。

《心印经》云：生药三品，神与气、精。夫大虚之谓神，生生之谓气，象形之谓精。今人之有身，由父母之媾精所生也。阳精随气以运动，阴精藏神而固守，内外交养，动静互根，神依气，气依精，精归气，气归神，故能神与形俱，与天地悠久也。此之谓上药。五谷为养，五畜为助，五菜为充，五果为益。精不足者，温之以气，形不足者，补之以味。精食气以荣色，形食味以生力。味归气，气归精，精归神，故亦可以形体不敝，精神不散，益寿而以百数。此之谓中药。水土、金石、草木、昆虫，气味合而服之，可以攻邪。如辛凉之药，以攻风邪，可使正复，此谓之下药。今人弃上药而不求，饵中药而不知。至于有病，以下药为良剂。舍尔灵龟，观我朵颐，无怪乎斯民之不寿也。

善养生者，当知五失：不知保身，一失也；病不早治，二失也；治不择医，三失也；喜峻药攻，四失也；信巫不信医，五失也。

东坡尝曰：吾平生求医，盖于平时验其工拙。至于有疾，必先尽告其所患而后诊视，使医者了然，知厥疾之所在，虚实冷热先定于中，则脉之疑似不能惑也。故虽中医，疗疾常愈。盖吾求病愈而已，岂以困医为事哉。诚哉斯言，真警迷之砭剂也。

吾常治病，以色为先，问次之。为问者，问其所好恶也，问其曾服何药也，而与血脉相参。制方之时，明以告人，某药治某病，某药为佐使，庶病者知吾使用之方。彼有疑忌者，又明以告之，有是病必用是药，使之释然，所以偶中者多。惜乎，吾见自用自专，日趋于下，无能继其志者，敢曰三世云乎哉！

治病之法，虚则补之，实则泻之。邪气盛则实，正气衰则虚。泻者，谓攻其邪也。攻者，汗、吐、下、针、灸五法也。假如外感风寒，不急汗之，何以得解？内伤饮食，不急吐下之，何以得解？惟虚怯之病，贵乎用补，不可攻也。故攻其邪气者，使邪气退而正气不伤，此攻中有补也；补其正气者，使正气复而邪气不入，此补中有攻也。

用药如用兵，师不内御者胜。如知其医之良，即以其病咐之，用而不疑也。苟不相信，莫若不用。吾尝见病家自称知医，医欲用药则曰：某药何用，无以异于教玉人雕琢玉者。幸而中，则语人曰：是吾自治也。设有不效，则归罪于医矣。功则归己，罪则归人，存心如此，安望其医者之用心，而致其病之痊乎。

《内经》云：恶于针石者，不可与言至巧；惑于鬼神者，不可与言至德。吾见世人有病，专务祈祷。此虽胡貊之俗，自少昊氏以来，民相惑以妖，相扇以怪，迄今久矣。况彼蛮烟障雾之中，多魍魉狐蜮之气，民惑于妖，性不嗜药，故以祷为主也。若五痨六欲之伤，七损八益之病，必有待于药耳。医家有龙术王祝由科，乃移精变气之术，诚可以治中恶之病。传驻之气，疫疠之灾，不可废矣。

昔有人暑月深藏不出，因客至坐于牖下，忽以倦怠力疲，自作补汤服之反剧，医问其由，连进香薷汤，两服而安。

《宝鉴》云：谚云，无病服药，如壁里安柱，为害甚大。夫天之生物，五味备焉，食之以调五脏，过则生疾。至于五谷为养，五果为助，五畜为益，五菜为充，气味厚合而服之，以补精血气，倘用之不时，食之不节，犹或生疾。况药乃攻邪之物，无病岂可服哉！

《圣济经》云：彼修真者，蔽于补养，轻耳。金石补阳之剂，一旦阳剂刚胜，病起则天癸竭而荣涸；阴剂柔胜，病起则真火微而卫散。一味偏胜，则一脏偏伤，安得不病？

孙真人曰：药势有所偏助，则脏气不平。

唐·裴济谏宪宗曰：药以攻疾，非朝夕常用之物，况金石酷烈有毒，又加炼有火气，非人脏腑所能经也。

唐·张臬谏穆宗曰：神虑清则血气和，嗜欲多而疾疾作。盖药以攻疾，不可用也。

韩昌黎铭孝子之墓曰：余不知服食说起自何世，杀人不可数计，而世人慕之，至此甚惑也。

洁古云：无疠服药，此无事生事。

张子和云：人之好补者，或咨诸庸医，或问诸游客。庸医以要和相求，故所论者轻，轻则草木。草木者，苁蓉、牛膝、巴戟、菟丝之类。游客以好名自高，故所论者重，重则金石。金石者，丹砂、阳起石、硫黄之类。吾不知此以为补者，补何脏乎？以为补心耶？心得热则疮疡之病生矣。以为补肝耶？肝得热则神眩之病生矣。以为补肺耶？肺得热则病积郁矣。以为补脾耶？脾得热则肿满矣。以为补肾耶？肾为癸水，其经则子火君火也。补肾之火，火得热而益炽；补肾之水，水得热而益涸。百病交起，由无病而补元所得也。

全按 无阳则阴无以长；无阴则阳无以化，阴阳互用，如五色成文而不乱，五味相济而得和也。凡养生祛邪之剂，必热无偏热，寒无偏寒。温无聚温，温多成热；凉无聚凉，凉多成寒。阴则奇之，阳则偶之。得其中和，此制方之大旨也。

治寒以热，治热以寒，中病则止，勿过其剂也。

王太仆云：攻寒令热，脉不变而热疾已生；制热令寒，脉如故而寒疾又起。欲求其适中，安可得乎？

《内经》曰：不远热则热至，不远寒则寒至。寒至则坚痞，腹满痛急，下利之病生矣。热至则吐下霍乱、痈疽、疮疡、瞀郁注下、瞤瘛、肿胀、呕、衄血、头痛，骨蒸、肉痛、血泄、溢血、泄、淋、闭之病生矣。

论曰：心肺损而色敝，肾肝损而形痿，谷不能化而损脾。感此病者，皆损之病也，渐渍之深，皆虚劳之疾也。

夫禀中和之气而生身，曰元精，曰元气，曰元神者，本身之真精、真气、真脉也。心之合脉也，其神不可见，其机见于脉也，故曰神机。夫真精、真气、真脉也，其原皆出于肾，故曰原丹。经所谓水乡铅者是也。精者，五脏之真精也。经云：肾者，主受五脏六腑之精而藏之，故五脏盛乃能泻。谓之天癸者，天一所生之水也。两肾之间，谓之命门。《难经》曰：命门者，诸神精之所舍，原气之所系也。原气之出于肾者如此。脉之动也者，肾间之动气所发也。故人之脉以尺为主，如树之根，此真脉之出于肾者如此。夫肾者，生之本，为阴阳之枢纽，荣卫之根柢，所以有补无泻也。丹溪滋阴大补丸最佳。

按 滋阴大补丸，乃六味补肾地黄丸除去丹皮、泽泻，合六味煨肾散，除青盐，加牛膝、五味子、石菖蒲、甘州枸杞四味，共十三味为剂。盖精者，木之液也，其脏属肝，藏于金里。金者，水之母也，其液属肺。金木交媾，变化凝结，而肾纳之，谓之元精，即真水也。又曰：《婴儿悟真篇》云：金公本是东家子，送在西邻寄体生，认得唤来归舍养，配将姹女作亲情是也。气者，火之灵也，其脏属心，聚于膻中。膻中者，气之海也，其位在肺。肺调百脉，游行三焦之中，归于命门，谓之元气，即真火也，又曰姹女。《悟真篇》云：姹女游方自有方，前行虽短后行长，归来却入黄婆舍，嫁个金公作老郎是也。黄婆者，真土也。坎中有戊，离中有己。故曰：只缘彼此怀真土，遂使金丹有返还也。神者，精气混合之名也。故人未生之前，精气自神而生；既生之后，神资精气以存。《心印经》云：人各有精，精合其神，神合其气，气合体真。此之谓也。

滋阴大补丸

熟地黄_{四两}　川牛膝_{去芦，酒洗过}　山药_{各一}
_{两半}　杜仲_{姜汁炒，去丝}　巴戟_{去心}　山茱萸
_{去核}　肉苁蓉_{酒洗，焙}　五味子　白茯苓_{去皮}
小茴香_炒　远志_{去心，甘草同煎，各一两}　石菖
蒲_{一寸九节者}　枸杞_{各五钱}

上为细末，用红枣三十六枚，蒸去皮核，
杵烂和炼蜜入药末，杵千余下为丸，如梧
桐子大，每服五十丸，淡盐汤或温酒空心
送下。

此方以五味子补肺，滋其水之化源；山茱萸补
肝；山药、红枣补肾脾；石菖蒲补心；又，熟地黄、
枸杞、苁蓉、山茱萸、牛膝、杜仲以补元精固精；
山药、红枣、五味、小茴以补元气调气；巴戟、远
志、石菖蒲、白茯苓以补神安神。其性味清而不寒，
温而不热，温凉相济，阴阳适调，滋补之巧，岂金
石所能及也。丹溪云：非深达造化之精微者，未足

以议此也。

　　无极之真，二五之精，妙合而凝，以成男成女者，元气也；五谷为养，五果为助，五畜为益，五菜为充者，谷气也。肾为元气之根，脾胃为谷气之主，故修真之士，所谓先天之气，真水真火者，即此元气也。所谓真土为刀圭者，即此谷气也。圭者，戊己二土也。刀者，脾之形象也。澄心静虑，惜精爱气者，所以养此元气也。饮食必节，起居必时者，所以养此谷气也。无元气则化灭，无谷气则神亡，二者当相交养也。古人制参苓白术散，谓补助脾胃，此药最妙，今作丸剂，与前滋阴大补相间服之尤佳。

参苓白术丸

人参　白术　白茯苓　山药　白扁豆_{去壳，}
_{姜汁炒，各两半}　炙甘草　桔梗　薏苡仁　莲
肉_{去皮心，各一两}　陈皮_{去白，两半}　砂仁_{一两}
炼蜜为丸，如弹子大，约一钱重，每服二
丸，枣汤化下。

　　此方以白术、甘草平肝，以人参、桔梗补肺，

茯苓补心，山药补肾，乃四君子加山药、莲肉、白扁豆、薏苡仁，专补脾胃之虚弱；橘红、砂仁、桔梗以助糟粕去滞壅也。

夫阴阳者，万物之父母也；水火者，阴阳之征兆也；坎离者，阴阳之定位也；心肾者，坎离之配合也。故水居坎位而肾配坎，为阴中之阳；火居离位而心配离，为阳中之阴。心配离，离中虚，故心虚斯能虚物；以肾配坎，坎居实，故肾实则能全形矣。然心虽阳也，其中之阴谓之真阴，乃水之源也；肾虽阴也，其中之阳谓之真阳，乃火之主也。故水为精，精中有神，益精以全神者，谓之水府求玄火为神。神中有精，存神以固精者，谓之离宫修定。此心肾之所宜交养也。盖心为手少阴君火，肾为足少阴子水。少阴者，体也；水火者，用也，同体异用。古人制方，以滋阴大补丸补肾，天王补心丹补心，药类气味，其揆一也。

按《易》云：先庚三日，后庚三日。庚者，更也。阳尽消而再长，月既魄而复明。月出庚方，此之谓也。先庚三日，丁也；后庚三日，癸也。丁者，心火也，阳之所生，谓之天根；癸者，肾水也，阴之所生，谓之月窟。一阴一阳，互为其根。故邵子云：天根月窟间往来，三十六宫都是春。此补心补肾之方，互为其用也。

天王补心丹

熟黄　白茯苓　人参　远志去心，甘草水煮　石菖蒲　玄参　柏子仁去壳　天冬去心　麦冬去心　丹参　炙甘草　酸枣仁去壳，炒　归身酒洗　杜仲去皮，姜汁炒，断丝取末　五味各一两，炒

上十五味，共为末，炼蜜杵为丸，如弹子大，每丸重一钱，金箔为衣，每服一丸，枣汤化下，临卧食远服。

此方熟黄、白茯苓、天冬、玄参、杜仲、五味，皆补肾之药也。其制方之法，以熟黄、当归、五味、杜仲益血固精；以人参、白茯苓、柏子仁、远志、菖蒲、酸枣仁宁心保神，除惊悸，止怔忡，令人不忘；以天、麦门冬、丹参、玄参、甘草，清三焦，

去烦热，疗咽干。此方可与上二方相间服之。

早服滋阴大补丸，昼服参苓白术散，夜服天王补心丹最妙。此三方延年之要也。

夫五脏各一，肾独有两者，以造化自然之理也。盖太极生两仪，一阴一阳之谓也。草木初生，皆有两瓣，谓之甲坼，左曰阳，右曰阴。故人受形之初，便生两肾。东方曰青龙，南方曰朱雀，西方曰白虎，都是一体。北方曰玄武，乃有二体，乃龟蛇二体也。蛇属阳，龟属阴。子半以前属阴，龟之体也；子半以后属阳，蛇之体也。肾者，水脏，上应北方玄武之象，故有两枚也。人之初生，水火自平，阴阳和均，无有差等。至于天癸之动，不知爱惜，始觉一多一少，故有"阳有余，阴不足"之论，而将一肾分为两体也。不知节欲，保守残阴，反服补阴益阳之剂，吾恐已伤之阴未能复，而幸存之阳今又见伤也。阴阳俱伤，元气渐损，人能久存乎？是以所取补肾之方，以滋阴大补丸为主也。

人有误服壮阳辛燥之剂，鼓动真阳之火，煎熬真阴之水，以致相火妄动，阴精渐涸者，其法以滋水为主，以制阳火。盖肾苦燥急，急食辛以润之。滋水者，滋其水之化源，以御其辛燥之邪。燥邪既退，阴水自生，水生不已，则火有所制而不动矣，以补阴丸主之。

黄柏盐水拌，新瓦上炒制褐色，四两 知母去皮，酒拌，新瓦上炒，四两 淮庆熟地酒洗，焙，十六两 天冬去心，新瓦上焙，一两

共为末，炼蜜为梧子大，每服五十丸，空心食前盐汤下。

肾恶燥，用知母之辛以润之；肾欲坚，用黄柏之苦以坚之；虚则以熟地黄补之。盖虚则补其母，肺乃肾母，金体本燥，今用辛燥之药，恐肺益燥，故以天冬而补肺，使之润燥泻火而滋肾之化源也。

昔中丞孙淮海公，年四十无嗣，尝闻予以广嗣之道，且语其故。予告曰：《易》云：男女媾精，万物化生。夫男子阳道之坚强，女子月事之时下，应期交接，妙合而凝，未有不成孕者矣。男子阳道不强者，由于肾肝之气不足也。肾者，作强之官；肝者，罢极之本。肝之罢极生于肾之作强也。故阴痿

而不起不坚者，筋气未至也。肝主筋，肝虚则筋气不足矣，阴起而不坚不振者，骨气未至也。肾主骨，肾虚则骨气不足矣。又有交接之时，其精易泄流而不射，散而不聚，冷而不热者，此神内乱，心气不足也。凡有此者，宜各随其脏气之不足而补之。在肝则益其肝，如当归、牛膝、续断、巴戟之类。在肾则益其肾，如熟黄、苁蓉、杜仲之类。在心则益其心，如五味、益智、破故纸之类。用枸杞、菟丝、柏子仁以生其精，使不至于易乏。山茱萸、山药、芡实以固其精，使不至于易泄，修合而服，其药勿杂，其接以时，则兆黑熊之梦，麒麟之子，可计日而待矣。命其方曰螽斯丸。

熟地二两　归身酒洗　牛膝酒洗　川续断酒洗　巴戟去心　苁蓉酒洗，焙　枸杞　菟丝子酒蒸　杜仲姜汁炒尽丝　柏子仁去壳　山茱萸肉　芡实肉　山药各一两　破故纸炒　益智仁　五味各五钱

共为末，炼蜜为丸，梧子大，每服五十丸，空心温酒下。

公问女子月事，或前或后，无定期者，何以调之？全曰：此神思之病，无以治之。公曰：何故？全曰：宠多而爱不周，念深而幸不至，是以神思乱也。况女子者，以身事人，而其性多傲，以色悦人，而其心多忌，故难调也。公曰：据此意制方，平其气，养其血，开其郁，宜无不可。全曰：谨如教。乃进调经丸，方用香附、川芎、陈皮，以开郁顺气，白术补脾，当归养心，以治心脾之病。

香附米杵净一斤，以醋浸，春五日，夏三日，秋七日，冬十日，瓦罐煮干，又焙干取末　川芎　当归　白术
陈皮各五钱

为末，酒煮面糊为丸，梧子大，每服五十丸，空心食前米汤下。

人有阳道常痿者，多致无子，不可不虑也。惟其求嗣之急，易为庸医之惑，或以附子、起石为内补，或以蟾酥、哑芙蓉为外助。吾见阳事未兴，内热已作，玉茎虽举，顽木无用，终身无子而夭殁者有之。深念此辈无辜而受医药之害。遍访诸方，无逾此者，出以示人，命之名曰。

壮阳丹

> 熟黄四两　巴戟去心，二两　仙灵脾二两　破故
> 纸炒，二两　阳起石炒，另研，水飞，一两　桑螵
> 蛸真者，焙，一两
>
> 上为末，炼蜜为丸，如梧子大，每服三十，
> 空心无灰酒下，亦不可持此自恣也，戒之。

按　秋石五补丸亦同紫河车之意。《丹经》云：
可惜可惜真可惜，腰间有宝人不识，将钱卖与粉骷
髅，却到街头问秋石。可见秋石者，亦以人补人也。
但炼者必以火，虽有滋补之功，不能无火性之毒，
方士乃设为水炼之法、大阴炼法、火升之法以诳人。
人喜其说，耳为所诳而不悟。谓水炼者，譬如海滨
煮盐者，用水耶，用火耶，可以类推矣。虽有凝底
污浊之渣，臭秽之气，其可服乎？设以水澄之，如
盐入水，消化不复再聚矣。其有凝聚者，乃假他物
在中，如取靛者之用石灰，靛化而灰存。闻彼谓大
阴炼者，此日晒夜露之卤垢也，如年久粪缸之上所
结人中白者，亦可代秋石乎。彼谓水升者，水曰润
下，过颡在山，岂水之性哉！虽曰火酒烧成者，乃

上升之气化而为液，复下而成酒也，惟朴硝与水银，见火则上升成粉也，然则上升之秋石，乃朴硝水银之属乎。方士之诳人者，巧如穿窬，明哲之士，未有不为所惑者也。故谓其能除咸去臭，臭诚可去矣。润下作咸，咸者，水之性也。五味在物，各有自然，谓咸可去，此无根之言而人乃信之，何也？吾炼秋石之法，得于异人之传，可代盐食，又无火毒。

秋石咸平，水之精　补骨脂苦温，炒，火之精　五味酸温，焙，水之精　小茴辛温，炒，金之精　巴戟甘温，去土，心之精。

各等分为末，山药作糊为丸，如梧子大，每日空心服五十丸，红枣煎汤送下。

炼秋石法

取童男八岁以上，童女七岁以上，至精血未动者之小水，不拘多少，各半，用大缸一口作灶，放阴阳二水在中，文武火煮将干。预置一铁铲安柄似锹形，不停手四边铲动，又用桑白皮二三斤锉碎，放在内，以铲铲作一团，和匀。却用武火烧令缸红，并桑白皮烧成灰为度，去火待冷定，然后铲起，秤多少重。再取小锅一口，只用砖架，以便易取易放，将铲起秋石研筛过秤，每秋石一斤，河水斤半，同入小锅中，用火再煮干。以小铁铲铲动，勿令粘锅，照前烧令锅红，炼二次去火，取起放铁锅中，乘热研细末，安置瓷盆中。又秤水一斤半，放里以物盖定，勿令泄气。候冷别用一瓷盆放箅在上，下铺细布一层，再又绵纸一层，别用竹箆作一团圈，以布漫定，如取鱼之笪，亦铺绵纸一层在内，倾水入里，放箅上，隔一物滤过，其滓弃去，只用澄过清水。又用砖作一字长炉，约三四寸阔，安炭火，勿紧勿慢，却以白瓷盆置其上，一字排定，每盆中放水半杯，少顷，凝结如冰，洁白可爱，秋石成矣。此为三炼，无中生有，渣滓之物，臭秽之类尽绝矣。或欲铸锭送人，却以锭模子取之。

　　按　补髓丹乃葛可久先生治痨瘵后之调养方也。此方滋补之功甚大，无疾之人可以长服，以免血枯气少，髓干精竭之病。一名十珍丸。

　　　　獖猪脊髓一条完者　牯羊脊髓一条完者　团鱼九

肋者一个　乌雄鸡白毛乌骨者一只，牧卷笼中，以火麻子煨一七，勿令虫食

四味净制，去骨存肉，醇酒一大碗，于砂锅中煮熟，擂烂再入大山药五条，莲肉去心皮，半斤，京枣一百枚，去皮节，柿饼有霜者，十枚。

四味修制，用井花水一大瓶，于砂锅煮熟擂烂，与前熟肉和一处，再用慢火熬之。却下鹿角胶四两，真黄腊三两。

上二味逐渐下，与前八味和一处，捣成膏子，和平胃散末、四君子末、知母、黄柏末各一两，共十一两，搜和成剂，十分硬，再入炼蜜，放石臼中杵千余下为丸，如梧子大，每服百丸，不拘时，枣汤下。

人之梦泄，其候有三：年少气盛，鳏旷矜持，强制情欲，不自知觉而泄精者，如瓶注水，满而自溢也。人或有之，是为无病，不须服药。如邪克于阴，神不守舍，心有所感，不能主宰，或心受热，阳气不收而泄者，如瓶之侧而水出也，人多有之，

其病尤轻，合用平和之剂。至若脏腑积弱，真元久亏，心不摄念，肾不摄精，夜梦魂交而泄者，如瓶之罅而漏也，人少有之，此病最重，非固涩之剂，恬静之心，必不能治也。或谓梦泄盛于房劳者，盖阴阳交接，二气相应，真精虽泄，真气不走，若在梦中，则精气俱泄矣。又有一等人，念虑邪淫，神气消靡，游魂为变，邪气乘虚，往往与鬼魅交通，是又厄运不可挽者，法药相助。诚哉，是言也。

治梦遗法，除满而自溢者，其情有所感，心有所慕，宜服前滋阴大补丸并固精丸。更宜清心寡欲，一妄不生可也，否则久亦成虚滑矣。若因酒色纵欲，下元虚损者，必用妙应丸秘精固涩之药，以救其脱；用前药河车丸滋补之药，以滋其阴；清静以安其神，戒惧以防其败，或有能济者矣。否则虚损无补，其何能淑。更有睡法，夜只侧卧，或左或右，伸下足，屈其上足，以挽下足之膝腕中。上手掩脐，下手握固，枕其首，于攀起其茎，勿令挨肉，则通宵不泄矣。

固精丸 治心神不安，肾虚自泄精。

知母炒　黄柏酒炒，各一两　牡蛎左顾者，煅
白龙骨火煅　芡实去壳　莲蕊无，薏苡仁代　白
茯苓去筋膜　远志去心　山茱萸肉各三钱　朱
砂水飞过，三分为衣　山药二两，研作糊

上山茱萸以上九味，研为细末，水煮山药糊丸，如梧桐子大，朱砂为衣，每服五十丸，枣汤送下。

妙应丸 治遗精白浊，乃固涩去脱之法也。

真龙骨　朱砂水飞　石菖蒲各二钱半　白茯苓
苡仁　石莲肉　砂仁各一钱半　桑螵蛸焙
菟丝子酒浸一宿，焙，各五钱　牡蛎用破草鞋包火
酒，煅研，一钱

上为细末，山药糊丸，梧桐子大，每服五十丸，粳米饮下。

金锁秘精丹 治男子嗜欲过度，精气不固，固涩去脱之剂。

莲肉去心　芡实肉各四两　白龙骨一两，煅　桑

螵蛸焙，一两

共为细末，又以金樱子 (霜后半黄者，去刺，劈两片，去子，水淘净) 捣烂入锅中，水煎，不住火，约水耗半，以布滤去渣，再煎如稀饴，和药末，杵千余下，为丸，梧桐子大。每服三十，空心盐汤送下。更以猨猪腰子二枚，煨熟，压之，助其药力。

人之生也，水为命，火为性，土为形。故水火非土则无所载，性命非形则无所附。形者，性命之舍，犹果之仁有壳也。何谓土，戊己是也；何谓形，脾胃是也。胃为戊土，以司受纳；脾为己土，以司传化。胃阳主气，脾阴主血，荣卫乎一身者也。故脾胃实，则糟粕变化，津液流通，神安而性静，气盛而命立，则无病矣。脾胃若伤，则水谷入少，荣卫气衰，形敝而性命无所依附矣。此东垣《脾胃论》，诚发千古不传之秘也。

人读东垣书，用补中益气汤，只说内伤是不足之病，不知其有余之为内伤也。盖不足者，脾胃之正气不足也；有余者，水谷之邪气有余也。故诸补中益气方者，皆治其不足之病；诸导滞消积方者，皆治其有余之病也。

人有平日食少者，必无伤食之病，间或有之，只从不足一边论，补中益气内少加曲蘖，以消导之可也，不可妄攻，致成虚损。人之善食者，脾胃素强，自恃其强而倍之，即成伤矣。虽大吐大下，未为不可。

人之伤食者，未可便吐下之，恐伤胃气。如伤之轻者，损谷自愈，不必服药。若觉胸腹痞胀，当时自以指探而吐之可也，或服前加减二陈汤一二剂，或取保和丸服之，以快为度，不可遽下。惟觉腹中满痛，烦躁不安，不可下。当问其所伤之物，以前取积丸攻而去之，不可隐忍，便成损聚。

保和丸 消宿食，无留滞之积，助脾胃，成变化之功。尤宜小儿。

橘红一两　枳实麸炒　黄连姜汁炒, 各五钱　白术一两半　木香三钱　山楂肉　神曲炒, 各七钱　麦芽炒　莱菔子炒, 各五钱为细末，汤浸蒸饼，为丸，白汤下。

脾胃素强能食之人，宜常服枳术平胃丸，以免伤食之病。

枳术平胃丸

白术　苍术^{米泔浸}　陈皮^{各四两}　厚朴^{姜汁炒}　枳实^{麸炒}　香附^{童便浸，各二两}　砂仁　炙草^{各一两}

为细末，荷叶包，粳米煮饭为丸，梧子大，每服五十，米饮下。

脾胃素弱食少之人，宜常服健脾散，以助中和气。治脾泄尤妙。

健脾散

人参^{一两}　白术　白茯苓^{各二两}　炙甘草^{二两}　山药　莲肉^{去心}　薏苡仁　芡实^{去壳}　白扁豆^{去壳，炒，各四两}

上为细末，每服二钱，姜汤调服。

人有善饮者，当服神仙醒酒方，解酒毒，醒宿酒，饮酒不醉。

葛花五两　赤小豆花三两　家葛根澄粉，八两
白豆蔻去壳，取末，七钱

上为细末，用生藕捣汁和丸，如弹子大，每服一丸，嚼烂，津咽下。

凡丈夫无子者，有二病焉：一曰禀赋不足，二曰色欲太过，所以阳道痿弱，精气衰冷，故无子者，天命之限，亦人事之尽，方无悔也，宜服：

巴戟丸

巴戟酒浸，去心　杜仲盐酒炒尽丝　益智仁　菟丝子酒浸蒸杵　川续断　白茯苓　山药　远志去心　甘草水炙　蛇床子炒　牛膝去芦，酒浸，各一两　山茱萸去核　五味子各二钱　肉苁蓉酒浸，二两

为末，炼蜜为丸，梧桐子大，每服二三十丸，空心温酒下。

凡妇人无子者，有三病：一曰血海虚冷，二曰神思困郁，三曰饮食减少。所以经候不调，朝夕多病，故无子也。宜服：

乌鸡丸

白毛乌骨鸡一只，重二斤半许，关在笼中以陈老米饭喂养一七，勿令食虫，闭死，去毛肠净，用丹参四两，锉细，放鸡肚里，以瓦罐一个，装鸡在内，再入醇酒浸煮，约高一二寸许，慢火煮熟，取出，和骨捣烂，捏作薄饼，蘸余汁焙至干，研为末　香附米净一斤，分四主，一主米泔水浸，一主童便浸，一主醋浸，一主酒浸。春秋二日，夏一日，冬四日，捣碎，焙干　熟地黄四两　当归酒洗　白芍药　鳖甲九肋，醋炙　川芎三两半人参各三两　牛膝去芦，酒洗　白术　知母各二两丹皮　贝母　柴胡各二两　地骨皮　干姜炒玄胡　黄柏炒，各一两　秦艽两半　白茯　黄芪炙，各二两　生地黄酒洗，三两

为末，并鸡末和匀，酒浸各半，煮面糊丸，如梧子大，每服五十丸，温酒米饮任下，忌煎炒辛辣之物及苋菜。

男女之无子者，非情不洽则神不交也。何谓情不洽？或男情已动而女情未洽，则玉体方交，琼浆先吐，阳精先至而阴不上从乎阳，谓之孤阳；或女

情动而男情未洽，则桃浪虽翻，玉露未滴，阴血虽至而阳不下从乎阴，谓之孤阴。两者不和，若春无秋，若冬无夏，故不成胎也。若此者，服药何益！

腰者，肾之府，人身之大关节也。行则伛偻，肾将惫矣，故腰痛之病，多属肾虚，曰风曰湿。因虚感之人，年四十以后，肾气始衰，宜常服煨肾散、青娥丸二方，庶免腰痛之疾。或以腰卒痛者，煨肾散服之立止。

杜仲苁蓉巴戟天，茴香故纸及青盐，

猪羊腰子烧来服，八十公公似少年。

杜仲盐水炒去丝　肉苁蓉酒洗　巴戟去心　小茴炒

破故纸酒淘净，炒　青盐各等分

上为末和匀，用猯猪腰子，竹刀劈开，内划成纵横路，入药一钱，湿纸包裹，火中煨热食之。温酒咽下，每日食一枚。牡羊腰子亦可。

青娥丸 昔赵进士从黄州太守得此方，久服大有神效。遂作诗以记其功云：

十年辛苦走边隅，造化工夫信不虚，

夺得风光归掌内，倾城不笑白髭须。

破故纸十两，水淘净，待干，用黑芝麻同炒，去麻

杜仲去皮，锉细以生姜自然汁炒尽丝，取末，五钱

二味各等分，为细末，用胡桃肉五十个，

以糯米粥相拌，臼内捣如泥，布滤去滓，

只用此糊为丸，梧子大。每服三十丸，空

心盐汤下。

人年四十肾始衰，阴气自半。肾之荣，发也。

故发始斑者，宜服：

何首乌丸　　填精补髓，发永不白。

何首乌新取赤白二种，各半，用米泔水浸一夜，竹刀刮

净，忌铁　牛膝去芦，半斤　黑豆酒浸，三升

用柳木甑一个，作平底箅，放高些，勿近

水。铺黑豆一升在底，即铺何首乌片六两，

一层。又铺牛膝二两七钱，作一层。又如

前铺黑豆、首乌、牛膝，以物盖定，慢火

熬至豆烂为度。取出，去豆。以竹刀锉碎，

暴干用石碾、石臼取末，勿犯铜铁。

牛膝末，半斤　何首乌末，一斤　熟黄酒蒸，焙
干，取末，半斤，忌铁

三味和匀，炼蜜放木臼内杵千余下，为丸，
梧子大，每服五十丸。用先蒸过黑豆，晒
干为末，收贮。每用七粒，煎酒吞药。忌
羊血、萝卜、生葱并藕。

人年五十肝叶焦，胆汁减，目始不明。夫目者，
精明之府，肝之窍也。水者，木之母也，肾为水脏，
其液藏于肝胆，上注乎目。自四十肾衰精少液干。
故五十肝叶焦，胆汁减者，皆肾气不足所致也。虚
则补其母，宜用：

育神夜光丸

熟地黄酒洗，蒸，焙　生黄酒洗，焙，各二两，取末
当归酒洗　牛膝去芦，酒洗　远志去心，甘草水煮
地骨皮净　枸杞酒洗　甘菊花　五味子各一两
菟丝子酒洗，淘去灰土，再以酒浸一夜，蒸捣为饼，晒干
枳壳麸炒

为末，炼蜜为丸，梧子大，每服五十丸，空心盐汤下，食后酒下，临睡茶汤下。

夫齿者，骨之余，肾之标也，故肾气盛则发长齿坚，肾衰则齿去发落。古人用搽牙散，如西岳华山方可用，切不可以苦参揩牙。昔有人用之，病腰痛者，以肾受伤也。吾有一方，白牙固齿，去风除龋，屡用甚效。

熟黄二两　香附二两　嫩槐枝四十九寸长，新缸瓦上炒成炭存性，取起择去梗　石膏煅，一两　旱莲草二两　升麻炒，一两　细辛五钱　白芷五钱　羊胫骨烧灰，五钱　青皮炒，五钱

为末，用黑铅作盒盛之。

人年六十，法苦大便艰涩秘结，此气不调，血不润也。盖肾开窍于二阴，肾虚则津液不足，津液不足，则大便干涩不通，切不可用攻下之剂，愈攻愈秘，转下转虚，虽取一时之快，适贻终身之害。古人用苏麻粥以养老，丹溪以三子养亲汤事其母，皆美法也。吾制地黄四仁丸，治老人便秘之病。

地黄四仁丸

火麻仁净肉，二两，另研　　郁李仁去壳，另研，一两

桃仁去皮尖，四十九粒　　杏仁制，数同　　熟地黄酒

洗，蒸，焙，另研，二两

上五味，各研极烂不筛，放舌上无渣方好，炼蜜为丸，梧子大，每服五十丸，枣汤送下。

此方以地黄补肾生汁液；麻仁、桃仁治血秘，又润血中之燥；郁李仁、杏仁治气秘，润气中之燥。和之以蜜，亦以润燥也。

苏麻粥

用真苏子五钱，炒　　火麻仁一两，炒

研烂以熟绢袋盛之，用水二盏，于绢袋子中煮之，三沸取出，挂当风处，令干。下次再煮。每药一袋，可煮三次，却以本水入粳米煮糜粥食，自然大便润快。以麻仁润血，苏子行气也。

三子养亲汤

用苏子^炒　萝卜子^炒　白芥子^炒

各研为末，三处收。临时以一味为君，二味为臣。君者五两，臣者二两半，每药一钱，滚白水点服。如气盛以苏子为君，痰盛以芥子为君，食积以萝卜子为君。

人中年以后，多脾泄之病，前健脾散乃圣药也，切不可用劫涩之剂。

按　永寿丸方者，大梁郭之卿为尚书时常服之，年逾八十，精力倍加。此方大补元阳，益脾胃，调顺气血，添补精髓。人年四十以后，当宜服之。

莲肉^{一斤}，去心，先用酒浸一日，后装入雄猪肚内，缝紧，却将浸莲肉酒添水煮熟，取出晒干，肚子不用　苍术^{刮净，一斤，分作四分，用酒、盐水、米泔水、醋分浸，按时定日}　白茯苓^{四两}　熟黄^{四两}　川楝肉^{炮，取肉}　枸杞　山药　柏子仁^{炒，另研}　破故纸^{用麻油同炒香，去麻，各二两}　青盐^{炒，五钱}　沉香　木香^{各一两}　五味子　小茴香^{炒，二两}

十四味为末，酒和，杵匀为丸，如梧子大，

每服五十丸，加至七十丸，空心温酒下，
盐汤送下。此方比草灵丹尤胜。

人之病者，有十病九痰之说。然则，痰之为物
也，乃肾之真水，五脏之真精，肠胃之精液。人之
有痰，犹鱼之有涎，木之有液，苟无是痰则死矣。
惟人气失其平则气逆，气逆则津液不行，不行则荣
卫不通，不通则水谷之气不能传化，并其糟粕之滓，
凝聚而成痰矣。痰者，水谷之养所变也。古人治痰，
以通气为主，意可见矣。肥人之痰从湿，瘦人之痰
从火，不可不知。

肥人痰者，奉养太厚，躯脂塞壅，故营卫之行
少缓，水谷之化不齐，所以多痰。故治肥人者，补
脾益气为主，宜用：

益气化痰丸

南星去皮、脐，二两　半夏汤泡七次，三两

为细末，用姜汁捏作饼，勿太软。用楮叶
包裹如盒酱样，待生黄衣取出，晒干。此
须在三伏天作之，半夏曲亦如此作。加：

人参五钱　白术　白茯苓　陈皮各两半　苍术米泔浸　香附童便浸　枳实麸炒，各一两　苏子炒，另研　白芥子炒，另研　炙甘草各五钱神曲炒，一两　桔梗炒，一两

为末，用姜汁浸，蒸饼为丸，梧子大，每服五十丸，白汤送下。

瘦人之痰，房劳太过，暴怒无常，冲任之火妄动，水谷之气不化，所以生痰。治瘦人者，以补肾降火为主，宜用：

滋阴降火丸

熟地黄姜汁拌，焙　天冬去心　白茯苓　知母黄柏炒火色，各十两　贝母　陈皮去白，盐水炒苏子炒，另研　瓜蒌霜各五钱

为末，炼蜜为丸，梧子大，每服五十丸，空心淡姜汤下。

人之病痨者，动曰火症，此虚损之病也。分五脏治之，不可误也。

病者憎寒，壮热，自汗，面白，目干，口苦，

精神不守，恐畏不能独卧，其病在肝。宜服柴胡四物汤、金匮肾气丸治之。

柴胡四物汤　即小柴胡、四物汤二方合也。

人参五分　黄芩一钱　半夏炮，三分　柴胡一钱

炙甘草五分　当归身七分　川芎五分　白芍五分

生黄酒洗，一钱　生姜二片

水煎。

金匮肾气丸　金匮肾气丸，即六味地黄丸，乃补肝之母也。

山药四两　山茱萸肉四两　泽泻　丹皮去末

白茯苓各三两　熟黄八两

为末，炼蜜丸，每服五十，空心酒下。

病者寒热，面黑，鼻烂，忽忽喜怒，大便苦难，或腹清泄，口疮，其病在心，宜服加减八珍汤、天王补心丹。

八珍汤

人参　白茯苓　炙甘草　归身　生地黄

白芍　麦冬各五分　五味九粒　酸枣仁炒，三分

泽泻三分　黄连三分　水一盏半　灯芯十二根

水煎八分，食后服天王补心丹方见前。

病者憎寒热，面青，唇黄，舌本强，不能言，饮食无味，体重肌痛，口吐涎沫，其病在脾，宜服补中益气汤、参苓白术丸。

补中益气汤

升麻五分　黄芪炙　炙甘草各五分　人参一钱

白术五分　归身五分　柴胡五分　陈皮五分

水盏半，煎八分，食远服。

脾胃益虚，肺气先绝，用黄芪以益皮毛而开腠理。不冷，自汗上喘气逆短，损其元气，用人参补之。心火乘脾，用炙甘草以泻火热而补胃之元气。若脾胃急痛，腹中急缩者，宜多用之。此三味乃除湿热、烦热之圣药也。白术甘温而苦，除胃热，利腰间血；升麻苦平味薄，能升胃中清气；又引黄芪、甘草，甘温之气上升，能补卫气之散解而实其表；用当归以和血脉；用陈皮以理胃气，又助阳气上升，

以散滞气而助甘辛之药力。如咽干，加干葛；心刺痛，倍加当归；精神短少，倍加人参，外加五味子；头痛，加蔓荆子，痛甚，加川芎。咳嗽，夏加五味、麦冬，秋加连节、麻黄，春加佛耳草、款冬花；久嗽者去人参。食不下者，或胸中有寒，或气滞，加青皮、木香、陈皮；寒月加益智仁、草豆蔻，夏月加芩、连，秋加槟榔、砂仁。心下痞，加芍药、黄连。腹胀，加枳实、木香、砂仁、厚朴；天寒加生姜、肉桂，夏加黄芩、干葛、白芍，冬加益智仁、草豆蔻、半夏。胁痛或缩急，加柴胡、甘草。膝下痛，加熟地黄；不已，是寒，加肉桂。大便秘结，加当归，外加大黄。脚弱或痛，加黄柏，不已，加防风。气浮心乱，以朱砂安神丸镇之。

上此方加减之法，乃饮食、劳倦、喜怒不节之症。若症属热中者，宜用此方；若症属寒中者，则此方中黄芪、人参、甘草、白芍、五味能益其病，不宜用此方。

参苓白术丸 方见前

病者憎寒发热，面鼻干，口燥，毛折，咳嗽，喘急，时吐白沫，或有红血线，其病在肺。宜服加味紫菀散、大阿胶丸。

加味紫菀散　即海藏治虚劳，咳中有血方加天冬、麦冬。

人参三分　紫菀二分　知母二分　贝母五分
桔梗三分　甘草三分　五味九分　白茯苓五分
阿胶炒成珠，五分　天冬去心　麦冬去心，各八分
水一盏，煎八分，临睡服。

大阿胶丸　凡咳血俱效。

真阿胶蛤粉炒成珠　生黄　天冬去心　白茯苓
五味子肥者　山药各一两　贝母　知母　款冬
花　桔梗　桑白皮蜜制　杏仁炒，去皮　人参
甘草各二钱半

为末，炼蜜为丸，弹子大，每服一丸，薄荷汤下。

病者憎寒，面黄，耳聋，焦枯，骺骨酸痛，小便白浊淋漓，其病在肾，宜服：

加味四物汤　此补肾虚之要药也。

　　熟地黄二钱二分　　川芎五分　　归身五分　　白芍一钱

　　知母八分　　黄柏炒褐色，八分　　天冬去心，一钱

　　五味十二粒　　柏子仁五分

　　水二盏，煎一盏，空心服下。

又，宜服紫河车丸方见前。

此上三条，乃治虚劳之法也。

人有常病实热者，热久不退，元气受伤，所谓壮火食气也。宜生熟三补丸主之。

生熟三补丸，此方泻壮火，以去元气之贼，除客热以滋肾水之源。水升火降，成既济之功；天清地宁，致交会之用，岂小补云乎哉。

　　黄芩　　黄连　　黄柏俱半生半炒　　甘草半生半炙，各一两

　　为末，炼蜜为丸，梧子大，每服五十丸，淡姜汤下。

人有脾虚生疮者，宜枳壳化痰丸主之。

　　白术二两　　枳实麸炒，二两　　陈皮去白留红，各七钱半　　半夏曲一两　　香附童便浸，两半　　神曲一

两，炒　苍术 米泔浸，两半

为末，荷叶包米煮饭为丸，梧子大，每服五十丸，淡姜汤下。

此方健脾胃，成传化之功，进饮食，无留滞之积。开郁而气自顺，化痰而饮不蓄。药品虽微，其功最大。

《内经》曰：大毒治病，十去其三；小毒治病，十去其五；无毒治病，十去其七。制为定数者，恐伤正气也。又曰：谷肉菜果，以食养尽之者，谓以谷肉菜果，去其未尽之邪也。可见谷肉菜果皆药也。

凡肝病者，宜食酸，麻子、犬肉、韭，皆酸，所谓以酸泻之也。

心病者，宜食苦，小麦、羊肉、杏、薤皆苦，所谓以苦泻之也。

脾病者，宜食甘，粳米、牛肉、枣、葵皆甘，所谓以甘泻之也。

肺病者，宜食辛，黄黍、鸡肉、桃、葱皆辛，所谓以辛泻之也。

肾病者，宜食咸，大豆、猪肉、粟、藿皆咸，所谓以咸泻之也。

今人无事，多喜服酒药者，谓其去风湿也。盖人身之中，阳主动，阴主静，阳常有余，阴常不足。酒者，辛燥之物，助阳耗阴者也，加之辛燥之药，不已甚乎。辛则发散，燥则悍热，春夏饮之，则犯远温远热之禁；秋冬饮之，则失养收养藏之道。果有风湿之疾，饮之可也；无风无湿，饮此辛散燥热之剂，则腠理开，血气乱，阳不能固，阴不能密，风湿之气，因而乘之，所谓启关纳寇也。吾平生不妄与人以古方，必有是病，可与酒助其药力者，则与以对症之药，而乌附草药不敢用也。若夫常饮之酒，则有仙家可以调气，可以怡神，岂特却疾而已哉。

地黄酒法

每糯米一斗，用生地黄三斤同蒸，以白面拌之，候熟任意用之。

盖地黄味甘苦寒，无毒，大补五脏内伤不足，通血脉，填骨髓，益气力，利耳目。古诗云：床头一瓮地黄酒。

薯蓣酒

用山药生者佳，如无生者，取干山药，蒸熟，去皮，一斤
酥油三两，无，以牛膝代之

同研丸，如鸡子大，每服一粒。用酒半斤
烫热，以丸入酒中，化开饮之。

盖山药味甘，性温，无毒，补虚病，充五脏，
强阴。久服耳目聪明，轻身不饥。书云：薯蓣凉而
能补，大有益于补养。

何首乌酒

新取用竹刀刮净，薄切，米泔浸一夜，取
出晒干，木石臼杵为末，瓷器盛之。每日
空心称一钱，酒调服。

盖何首乌味甘温，长筋骨，益精髓，壮气力，
黑须发，久服令人有力，遇偶日服之为良。忌羊血。
一赞曰：神物着助，道在仙书；雌雄相交，昼夜合
之；服之去壳，日居月诸；返老还少，保安病躯。

天门冬酒

新取天门冬一二十斤，去皮心，阴干

捣罗为末，每服三钱，酒调下。

盖天门冬味苦甘寒，强骨髓，养肌肤，镇心补肾，润五脏，益气力，杀三虫，去伏尸，久服延年，令人多子。此药在东岳，名淫羊藿；在中岳，名天门冬；在西岳，名藿香、藿松；在北岳，名无不愈；在南岳，名百部；在京洛山阜，名颠棘，处处有之。其名虽异，其实一也。忌鲤鱼。

春寿酒方

常服益阴精而能延寿，强阳道而得多男，黑须发而不老，安神志以常清。盖取此为春酒，以介眉寿之义，而立名也。

天门冬去心　麦冬去心　生黄　熟黄　山药
莲肉去心　红枣去皮核，各等分

每一两，煮酒五碗，旋煮旋饮。其渣于石臼中杵极烂为丸，梧子大，每服五十丸，酒下。此方大有补益。

治诸风痰紫背浮萍酒方

　　歌曰：天生灵草无根干，不在山兮不在岸，始因柳絮逐东风，点点飘来浮水面，神仙一味去沉疴，要采之时七月半，管甚瘫风与痪风，些小微风都不算，豆淋酒内服一丸，铁幞头上也出汗。

　　其萍以紫背为上，采回摊于竹筛中，下著水盆，曝之乃干，研末，炼蜜为丸，如弹子大，每服一丸，用黑豆煮酒化下。治左瘫右痪，三十六种风，偏正头风，手足不举，口眼㖞斜，瘫风、癫风，服过百粒，即为全人。

比天助阳补精膏

　　歌曰：灵龟衰弱最难痊，好把《玄经》仔细看，补髓填精身体健，残躯栽接返童颜。

　　此方添精补髓，善助元阳，润皮肤，壮筋骨，理腰痛。下元虚冷，五痨七伤，半身不遂，脚膝酸弱，男子阳事不举，阴精易泄，贴之可以兴阳固精，行步康健，气力如添；治女子下元虚冷，经水不调，崩中带下无子者，贴之可以暖子宫，和血气。其功不可尽述，惟在至诚修炼，药力全备，火候温养，以二七为期，其功成矣。

真麻油一斤四两　用净锅一口，以砖架定三足　安置白炭三十斤，慢火煎，不可太急，恐损其药　槐　柳桃　榴　椿　杏　杨各二枝

第一下甘草去皮，二两，煎至不鸣

第二下天冬去心　生黄酒洗　熟黄酒洗　远志去心　麦门冬去心　蛇床子制　肉苁蓉酒洗，焙干　牛膝去芦，酒洗　鹿茸酥制　续断　虎胫骨酥，炙　紫梢花去草　木鳖去壳　谷精草　大附子去皮　杏仁去皮尖　肉桂　菟丝子酒淘净，捣烂焙干　肉蔻面包煨　川楝子去核

上二十味各钱半，锉碎煎制成炭，取起，以布滤去渣，要净，再上砖架定，取嫩桑条如拇指大，约长一尺六寸者一根搅油。

第三下黄丹水飞，炒干，半斤　黄腊鲜明者，五两烧油令滚，以茶匙抄丹细细入油，桑枝不住手搅，滴水成珠不散为度，又取起，摊，

候温，又上架。

第四下雄黄^{透明者}　白龙骨　倭硫黄　赤石脂^{各一钱}

研细末，勿令油大沸，只大温，微火煎，不住手搅，又摊起，候温，上架。

第五下乳香　没药　丁香　沉香　木香^{各一钱}

为细末，入膏内，不住手搅，微火温养。

第六下麝香^{当门子}　蟾酥^{乳汁制}　阳起石^煅哑芙蓉^{各一钱}

为细末，入膏内，不住手搅。微火养炼，务要软硬得宜，贴不移而揭之无迹为度。取起，收瓷罐中，密封口，埋土中三日夜，去火毒。每用膏五钱，摊在厚细素缎绢上，贴脐下关元穴及背后肾俞二穴。每一个可贴六十日不换，其效如神。但不可恃此固纵，以伤真元气也。

卷之五

养生总论

养生之道，只要不思声色，不思胜负，不思得失，不思荣辱，心无烦恼，形无劳倦，而兼之以导引，助之以服饵，未有不长生者也。服饵之物，谷肉菜果为上，草木次之，金石为下。盖金石功速而易生疾，不可轻饵，恐毒发难制也。近观服杏仁者，至二三年，或泄，或脐中出，皆不可治。服楮实者，辄成骨痿。服钟乳、阳起石、硫黄、丹砂、雄黄、附子、乌头之属，多为虚阳发热作疾。服女子初经作红铅者亦然。悉宜屏之，勿轻信也。

方士惑人，自古有之。如秦始皇遣人入海，求不死之药；汉武帝刻意求仙，至以爱女妻之，此可谓颠倒之极，末年乃悔悟曰：天下岂有仙人？惟节食服药，差可少病而已。此论甚确。刘潜夫诗云：

但闻方士腾空去，不见童男入海回，

无药能令炎帝在，有人曾笑老聃来。

南史范云，初为陈武帝属官，武帝九锡之，命在旦夕，忽感寒疾，恐不获愈。预庆事召徐文伯诊视，以实恳之曰：可得便愈乎？文伯曰：欲便瘥甚易，恐二年不复起耳。云曰：朝闻道，夕死可矣，况二年乎！文伯以火烧地，布桃叶置云其上，顷刻汗解，裹以温松。易日疾瘳，云喜甚。文伯曰：不足喜也。越二年，果卒。观此可为求速效者之戒。

病有坚痞，风气结在皮肤肉腠者，可用针，分寸如法。在胸腹腰脊，近脏腑肠胃者，非是上医，勿便用针。

按 《素》《难》，凡治脏腑之病，取手足井、荥、俞、经、合，以行补泻之法。故八法针天星十二穴者，上取下取，左取右取，合担则担，合截则截。吾有秘传，皆不离手足，了尽一身之疾。凡有疾者，头项胸腹腰脊肋肠戒勿用针。

凡头面胸腹脊臀诸穴，有宜灸者，不过三壮，不可多灸。有人灸丹田穴，动则五六十壮，谓之随年壮。人问其故，答曰：若要身体安，丹田、三里常不干。噫，此齐东野人语也。人能谨其嗜欲，节其饮食，避风寒，虽不灸丹田、三里，身自无病而常安也。否则正气一虚，邪气自攻，以灸补虚，是以油发火也，无益而反害之。

凡用针灸后，常宜慎欲，至疾愈方可，不然则无效矣。

延年益寿不老丹

生黄三两，酒浸一夜，晒干　熟黄三两，洗净，晒干　地骨皮五两，酒洗净，晒干　人参三两　天冬三两，酒浸三时，去心，晒干　麦冬三两，制同　白茯苓五两，去粗皮，切片酒浸，晒干　何首乌半斤，鲜者，用竹刀刮去皮，切片，酒浸，晒干；干者，用泔水浸软，刮去皮，切片，用砂锅内先下乌羊肉一斤，黑豆三合，量着水于上加竹箅，放此药覆盖蒸一二时辰，取出晒干

共为细末，炼蜜为丸，梧桐子大。每服三五十丸，酒送下，清晨服之。此药千益

百补，或十日，或一月，自知为另等人也。常服功效难言。得此药者，不可以为药易而轻传也。

鹿角霜丸

黄柏八两，去粗皮，人乳拌匀，晒干，如此三次，炒褐色用之，或六两或四两，随时加减　鹿角霜八两　天门冬二两，去心　麦门冬二两，去心　人参一两或二两　生黄二两，置水中，去浮者，酒浸一夜　熟黄二两，酒浸一夜，晒干

为末，炼蜜为丸，梧子大，每服七十丸，加至百丸。淡盐汤送下，酒亦尤佳。

煮鹿角霜法

鹿角用本年解及新锯，血气不干枯者，截寸半，置长流水中浸七昼夜，涤去腥秽。每角一斤，加桑白皮二两，黄蜡二两，楮实子一两，放银器内或盐泥固济的好坛，炭灰煮七昼夜，水耗以熟水添之，旋耗旋添。角软如熟样，取出晒干听用。将煮角汁去药渣并蜡皮，火熬胶收贮。每用三钱，酒化融服，

其功更胜。若是麋角尤佳，煮制之法相同。

何首乌丸

八月采赤白各半，极大者佳。以竹刀刮去皮，切碎，用米泔水浸一夜，漉出晒干，以壮妇生男乳汁拌晒三度，候干。用木臼杵为末，罗细，以北红枣，蜜云县出者佳，于砂锅内煮去皮核，取肉和药末，千杵为丸，焙燥，以瓷器盛之。初服二十丸，每十日加十丸，至百丸止。空心盐汤下。忌铁与诸血、萝卜。此长生真人保命服食。

治五痨七伤，虚损无力，四肢困倦，脚手顽麻，血气耗散，面黄肌瘦，阳事不升，虚晕恶心，饮食减少。此药能治诸虚，添精补髓，滋润皮肤，充神壮气，身体轻健、光泽，开胃进食，返老还童，发白再黑，齿落更生，大有神效。

茯苓^{四两}　天冬^{四两}　山药^{四两}　熟黄^{四两}
枸杞^{四两}　何首乌^{四两}　干姜^{二两}　大茴^{一两，炒}
青盐^{少许}　鹿角霜^{四两}　莲肉^{半斤，去皮}　没食子^{一两}　破故纸^{四两，净香油炒}　大核桃肉^{半斤}

麦冬四两

为末，空心白汤调匀二三匙，日进二服，不拘在家在外，少者一服，老者二服，功不尽述。

松梅丸 肥肠健髓之验。

松脂一斤，炼热者 怀庆地黄十两，酒蒸 乌梅肉六两

如后法制，炼蜜为丸，梧子大，每服五十丸，空心米饮盐汤下。

此方得之南京吏部尚书大人者，自云西域异人所授，后服之果能加饮食，致身肥健，小便清，大便润，精神不倦。愚考诸本草云：松脂味苦，甘温无毒，安五脏，除胃中伏火、咽干消渴，久服轻身不老，聪耳明目，固齿润肺，辟邪气，去历节风、疬风酸痛不可忍，仙家多炼服，日无倦怠，老年发白返黑。若同茯苓末炼蜜服，可以辟谷。

炼法：用明净松脂十余斤，先以长流水入砂锅内，桑柴火煮拔三次，再淋桑灰汁，仍煮七八次，

扯拔，又用好酒煮二次，完则以长流水煮过一次，扯拔色白，味不苦涩为度。阴干，入石臼内杵捣取净末，依方配合再捣。一日九次，须要日干乃佳。又查熟黄，味甘苦无毒，填骨髓五脏不足及男女痨伤，通血脉，益气力，利耳目。一名曰地髓。久服轻身不老，黑发增寿。服此药忌三白，禁银铁器。取沉水者佳，晒干称用，以清油洗净，木甑砂锅蒸半日，入臼舂用。乌梅肉味酸平无毒，能下气除热，安心神，疗肢体痛，生津液及好睡口干，利筋脉，去痹消痰，治骨蒸虚痨，羸瘦，解烦毒。久服令人思睡不睡。故东垣有言：凡酸味最补元气，谓其有收之义耳。取润大者三五斤，以温酒浴洗，甑内蒸熟，去核取肉，捣和前二味成丸。

鹿角霜丸

鹿角锯成寸段，长流水浸七日，入砂锅内，用桑柴火煮七日夜，取出，外去粗皮，内去血穰，研细末，净，一斤　知母去皮，盐酒炒黄色，为末，净，半斤　生黄酒浸一夜，晒干，为末，净，四两　熟黄酒浸一夜，晒干为末，

净，四两　　天冬酒浸，去心，晒干，为末，净，四两
麦冬酒浸，去心，晒干，为末，四两　　当归全，用
酒洗，为末，二两　　何首乌去皮，用人乳拌匀，九蒸
九晒，为末，二两，不犯铁器　　白茯苓去皮，为末，
用水淘净去筋膜，二两　　麋角制法同前，净末，一斤
黄柏去皮，切为咀片，酒炒老黄色，为末，净，半斤

共为一处拌匀，炼蜜为丸，梧子大。每服
五十丸，空心温酒送下，或盐汤送下亦好。

乌须固本丸

何首乌半斤，米泔水浸三宿，竹刀刮去皮，切片，方加
黑豆五升，同首乌滚水泡一时，蒸熟去豆　　生地黄二
两，酒浸　　黄精四两，用黑豆二升，同煮熟，去豆，忌
铁器　　熟地黄二两，酒浸　　天冬二两，去心　　麦
冬二两，去心　　白茯苓二两　　赤茯苓二两，去皮
片术二两　　人参二两　　五加皮二两　　巨胜子
二两　　柏子仁二两　　松子仁二两　　核桃仁二两
枸杞二两

为细末，炼蜜为丸，梧子大，每服七八十

丸，空心温酒盐汤下。

却老乌须健阳丹

何首乌米泔水浸三夜，竹刀刮去皮，打碎如棋子大，赤白各一斤　牛膝半斤，同前何首乌，用黑豆五升，入砂锅煎三次，为末　枸杞半斤，酒浸洗，晒干，为末　当归半斤，酒浸一夜　破故纸五两，炒黄为末　茯苓赤者一斤，牛乳浸，白者一斤，人乳浸。俱一夜，晒干　菟丝子半斤，酒浸三日，晒干，为末

上七味，各不犯铁器，炼蜜为丸，如弹子大，日进三丸。早一丸，空心酒下；午后一丸，姜汤下；临困一丸，盐汤下。初服三日，小便杂色，是去五脏杂病；二十七日，唇红口生津液，再不夜起；四十七日，身躯轻健，两乳红润，至一月后，鼻头辛酸，是诸风百病皆出；四十九日，目视光明，两手火热，精通，白发返黑，齿落更生，阳事强健，丹田如火，行步如飞，气力倍加，非人不可轻泄，乃神秘之方也。

益母草，单一味为末，不犯铁器，炼蜜为丸，如弹子大，每服一丸，久服亦令人有子。此先祖兰窗公常用有验者，其妇人胎前产后，诸疾治之皆效。加减汤于下。本方加木香、当归、赤芍尤佳。无子者，温酒下，服一月其经自调一方如上加外，又有川芎。腹有癥瘕加三棱、莪术。胎前产后，脐腹刺痛，胎动不安，下血不止，用煎秦艽汤下，或当归汤下，半夏汤亦可。

胎前产后，脐腹作痛有声，寒热往来，俱用米汤下。临产及产后，先用一丸，及童便酒下，血气自然调和。又能破血痛，调经络，极效。

产后胎衣不下，及一切产难横生，或死胎经日不下，胀满心闷、心痛，炒盐汤下。

产后中风，牙关紧闭，半身不遂，失音不语，童便无灰酒送下。

产后气喘、咳嗽，胃膈不利，恶心呕吐酸水，面目浮肿，两胁腋痛，动举无力，温酒下。

产后，两太阳痛。太阳者，前后脑也。呵欠、心惊、怔忡，气短，肌瘦，不思饮食，血风身热，手足顽麻，百节疼痛，米饮送下。

产后眼花黑暗，血晕血热，口渴烦闷，见鬼狂言，不省人事，薄荷汤下。血崩漏，糯米汤下。

产后赤白带，煎阿胶汤下。

产后大小便不通，烦躁口苦，薄荷汤下。

产后面赤颜垢，五心烦热，或腹中血块，腹脐奔痛，时发寒热，有冷汗者，童便酒各半下，或温薄荷汤下。

产后恶血未尽，结带脐腹刺痛，恶气上冲，心胸满闷，童便温酒各半下。

产后痢疾，米汤下。

又方三分散，用小柴胡、四物、四君。用㕮咀。产后伤寒并痢者，依方取效似神扶。产后血泻，水煎枣汤下。产后未满月，血气不通，咳嗽，四肢无力，自汗、睡汗不止，月水不调，久而不治，则为骨蒸潮热，用童便酒下。若急用时，取生者根茎花叶捣烂，调服及绞汁入水，饮亦可。又治喉闭，得吐即愈，冬来用根为最。

娠妇五忌：昆山顾状元刊施二法。

——勿睡热炕，南方火柜一同。

——勿食煎炒炙煿之物。

——勿食葱、蒜、韭、薤、胡椒、茱萸。

——勿于星月下仰卧及当风洗浴坐卧。

——勿饮烧酒及黄酒。

盖此二酒有药，恐后妊娠所禁相反。

小儿五宜：

——小儿初生，先浓煎黄连甘草汤，用软绢或丝绵包指蘸药，抠出口中恶血，气或不及，即以药汤灌之，待吐出恶沫，方与乳吃。令其出痘稀少。

——初生三五月，宜绷缚令卧，勿竖头抱，免致惊痫。

——乳与食不宜一时混吃，令儿生有癖痞积聚。

——宜用七八十岁老人旧裙裤改小衣衫，令儿有寿。虽富贵之家，切不可新制纻丝绫罗毡绒之类与小儿服，不惟生病，抑且折福。愚意，凡小儿满月受贺宴宾，宰杀生物亦非所宜。

——小儿四五个月，只与乳吃，六个月以后，方与稀粥哺之。周岁以前，切不可荤腥并生冷之物，令儿多疾。若得二三岁后，脏腑稍壮，才与荤腥最好。

延年第一方

镇江钱医官传。

小儿初生，脐带脱落后，取置新瓦上，用炭火四周烧至烟将尽，放十土地上，用瓦盏之类盖之存性，研为细末。预将透明朱砂为极细末，水飞过，脐带若有五分重，乳汁一二，蚬壳调和，或以黄连甘草汁调亦好，调和前脐带末、朱砂末二味，如砂糖样，抹儿口中及乳头，一日之内抹尽。次日儿大便遗下秽污浊垢，终身永无疮疥及诸胎疾，个个保全。此十分妙法也。脐带内看有虫，当去之。

神效消毒保命丹

凡小儿未出痘疮者，每遇交春分、秋分时，服一丸，其痘毒能渐消化。若服一二次者，亦得减少。若服三年六次，其毒尽消，必保无虞。此方神秘，本不宜轻传，但

慈幼之心，自不能已，愿与
好生者出而共之。

缠豆藤一两五钱，即是毛豆藤，梗上缠绕细红丝者是
也。在八月采取，阴干，以此药为主，妙甚 黑豆
二十粒 赤豆七十粒 山楂肉一两 新升麻七
钱半 荆芥五钱 防风五钱 生黄一两 川独
活五钱 甘草五钱 当归五钱，酒洗 赤芍五钱
连翘五钱半 黄连五钱 桔梗五钱 辰砂一两，
水飞，另研 牛蒡子一两，炒 苦丝瓜二个，长五
寸，留年，经霜者甚妙，烧灰存性

各为极细末，和匀，净砂糖拌丸，李核大，
每服一丸。浓煎甘草汤化下。其前项药须
预办精料，遇春分、秋分、正月十五、七
月十五修合，务在精诚。忌妇女、猫、犬
见。令时向太阳祝药曰：神仙真药，体合
自然，婴儿吞服，天地齐年。吾奉太上老
君急急如律令敕！一气七遍。

凡初生小儿，口龈发牙根白黑，名曰马牙，不
能食乳。此与鹅口不同，少缓即不能救，多致夭殇。

急用针缚筋，将白黑挑破出血。用好金墨磨薄荷汤，以手指碾母油发，蘸墨遍口擦之。勿令食乳。待睡一时，醒方与乳，再擦之即愈。

牛黄抱龙丸 此屡服验方，治一切急慢惊风及风热风痰。用薄荷汤磨服一丸，儿小作二三次服。

牛胆南星八钱　雄黄钱半　辰砂一钱二分　钩藤两半　天竺黄二钱半　人参钱半　茯苓钱半　牛黄二分　麝香五分

为末服，将甘草四两，锉细，用水二大碗，煎成膏一盏，入药末内，丸如芡实大，金箔为衣，阴干藏之，勿令泄气，每近微火边。

上附方有验及人所服验者，皆秘也。兹具开录，以广前方之所未备。盖人之禀养不齐，病亦随异，故方各有所宜，在人活变而用之耳。

万灵膏

香油四斤　槐　柳　桃　榴　椿　杏　杨各二枚

两头尖　白芷　赤芍　大黄　人参
黄连　白芍　草乌　苦参　川芎　生地黄
川椒　胎发　穿山甲　熟地黄　槐子　杏
仁各一两　当归二两　蓖麻子一百三十粒，去皮
巴豆一百二十粒，去皮　黄柏一两，去皮　木鳖
五十个，去皮

上二十二味，俱㕮咀如麻豆大，入香油内
浸，春五夏三秋七冬十日。

黄香十二两　黄丹二斤，水飞澄，火焙七次　阿
魏　沉香　丁香　麝香　血竭各一两　木香
八两　乳香　没药各三两

上后八味，俱为细末，先将香油并药入铜
锅内熬焦，将药锅取下，温冷用生绢过净，
将药再下黄丹，用槐、柳等枝不住手搅，
此时用烧火宜慢，常滴药在水中，成珠不
散，入黄香，将锅取下冷片时，减火性，
乃下阿魏等八味，搅匀，化开贴患如神。

柴胡三棱饮　治小儿食积。

柴胡　神曲　黄芩　莪术　人参　三棱　枳实
陈皮　半夏　乌梅　青皮　茯苓　厚朴　槟榔
甘草　姜三片　草果仁二瓣

水煎。

黄连磨积丸　治遗精。

滑石　黄柏

为末，秋冬炼蜜，春夏面糊为丸，梧子大，
每服七十丸，滚水下。

治肠风下血

槐角一两

水一盏，煎半盏。

治风疮疥疮

香油一盏　猪油半两　黄柏　苦参　头发
鸡子皮　黄蜡

以上诸药，在锅内煎化头发后，用水银、
猩红、枯矾、木鳖、大风子、蛇床子、人
言、硫黄、雄黄、花椒、吴茱萸，俱为细

末，入前药内调搽。

治喉痛生疮

内用凉膈散加防风　牛蒡子　射干　升麻

治疮吃药

生黄　黄柏　黄芪　防风　荆芥　当归
栀子　白蒺藜　苍术　川芎　赤芍　甘草
大黄

水煎。

治头疮

石螺去壳，留肉　白蜡五钱　香油二两　松香五钱

二味将油煮滚，入白蜡、松香，入油内，
成膏。

治九种心痛

莪术　三棱　青皮　陈皮　益智仁　桔梗
藿香　肉桂　甘草　香附　槟榔

为咀片，白水煎。孕妇不可服。

治痢疾

梧桐子　诃子肉各一两　枯矾二钱

细末。醋糊丸，梧子大，每服三十。红痢
甘草汤下，白痢干姜汤下。二次止。

牙疼独活散

木通　玄胡　羌活　独活　川芎　防风各
一钱

水煎。

治便毒

金银花　穿山甲　木鳖子去油　白及　天灯心
僵蚕　全蝎去毒　常山　大黄　连翘　细辛
牛膝　漏芦　乳香　没药药煎热方下此二味

水、酒各一盏，煎服。

治癞癧

新剃头时，用白糖满头搽上后，用活螺蛳
捣烂附上，干一层，再加一层。

治虫牙痛

用黄蜡少许，在锅内化开，用艾叶小大三皮、人言少许，同处为丸，又用鹅茧一个盛之。如疼在左，放蜡丸在左，右疼痛安右。

治嗽

用桑白皮、萝卜，共一处，水煎，露一夜，清晨温热服之。

治风牙

用川乌一片，放清油内蘸过烧红，放于牙上立效。

治痔漏疮方

莲蕊二钱　归尾焙干，一两　大黄两半　乳香没药　猩红各一钱　文蛤　黑白丑各一两

为细末，每服四钱，猵猪肉汤下。四更服之，四时下虫，如无下虫，烂肉为度。

固齿搽牙散

骨碎补一两,炒黑 青盐五钱 食盐五钱 花椒五钱

为末搽之。

头风方

川芎二钱 柴胡一钱 石菖蒲 防风 藁本 生甘草 升麻各一钱 熟甘草 生黄酒浸,各一钱 黄连酒炒 黄芩酒炒,各四钱半

为末,每服二钱。食后真茶汤送下。

杨文宇治天行热病方

柴胡热朝将息者一钱,未息者一钱半 黄芩一钱半,加多亦可 半夏九分或一钱 白茯苓九分 枳实一钱,未下者钱半 厚朴五分

头痛胸痛者,加川芎五分,有斑先服青黛三钱,水化服,后服药,姜三片为引;以经下者,加大枣一个为引,未下者不用。

中满肿胀方

人参三分　白术一钱　茯苓六分　黄芩五分
麦冬八分　木通五分　厚朴三分　紫苏叶三分
海金沙五分

膈噎方

生黄一钱三分，水洗　当归八分，酒洗　白芍一钱
川芎七分　陈皮八分　红花三分　桃仁五分
甘草五分，炙

水煎，初服二三剂时，定有一反，反后即
愈。当多服一二十剂。若动火，加黄芩、
青皮各五分；有别症随宜加药。

《随身听中医传世经典系列》书目

一、医经类

黄帝内经·素问

黄帝内经·灵枢

内经知要

难经集注

二、伤寒金匮类

伤寒论

金匮要略

伤寒来苏集

伤寒贯珠集

注解伤寒论

三、诊法类

四诊抉微

濒湖脉学　奇经八脉考

脉诀汇辨

脉诀指掌病式图说

脉经

脉经直指

脉贯

脉理存真

赖氏脉案

辨症玉函　脉诀阐微

敖氏伤寒金镜录　伤寒舌鉴

诸病源候论

望诊遵经

四、本草方论类

本草备要

神农本草经百种录

神农本草经读

太平惠民和剂局方

汤头歌诀

医方集解

校正素问精要宣明论方

五、外科类

外科正宗

疡科心得集

洞天奥旨

六、妇科类

女科百问

女科要旨

傅青主女科

七、儿科类

小儿药证直诀

幼幼集成

幼科推拿秘书

八、疫病类

时病论

温疫论

温热经纬

温病条辨

九、针灸推拿类

十四经发挥

针灸大成

十、摄生调养类

饮膳正要

养生四要

随息居饮食谱

十一、杂著类

内外伤辨惑论

古今医案按

石室秘录

四圣心源

外经微言

兰室秘藏

血证论

医门法律

医林改错

医法圆通

医学三字经

医学心悟

医学启源

医学源流论

医宗必读

串雅内外编

证治汇补

扁鹊心书

笔花医镜

傅青主男科

脾胃论

儒门事亲

获取图书免费增值服务的步骤说明：

1. 登录医药大学堂网站 <http://www.yiyaodxt.com>
    或医药大学堂 APP 注册用户。
2. 扫描书中二维码，按提示输入激活码激活后，即可
    获取配套数字资源。

上架建议：中医·古籍

ISBN 978-7-5214-2947-3

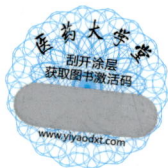

定价：20.00 元